essentials

essentials liefern aktuelles Wissen in konzentrierter Form. Die Essenz dessen, worauf es als „State-of-the-Art" in der gegenwärtigen Fachdiskussion oder in der Praxis ankommt. *essentials* informieren schnell, unkompliziert und verständlich

- als Einführung in ein aktuelles Thema aus Ihrem Fachgebiet
- als Einstieg in ein für Sie noch unbekanntes Themenfeld
- als Einblick, um zum Thema mitreden zu können

Die Bücher in elektronischer und gedruckter Form bringen das Expertenwissen von Springer-Fachautoren kompakt zur Darstellung. Sie sind besonders für die Nutzung als eBook auf Tablet-PCs, eBook-Readern und Smartphones geeignet. *essentials:* Wissensbausteine aus den Wirtschafts-, Sozial- und Geisteswissenschaften, aus Technik und Naturwissenschaften sowie aus Medizin, Psychologie und Gesundheitsberufen. Von renommierten Autoren aller Springer-Verlagsmarken.

Weitere Bände in dieser Reihe http://www.springer.com/series/13088

Kai W. Müller

Internetsucht

Wie man sie erkennt und was man dagegen tun kann

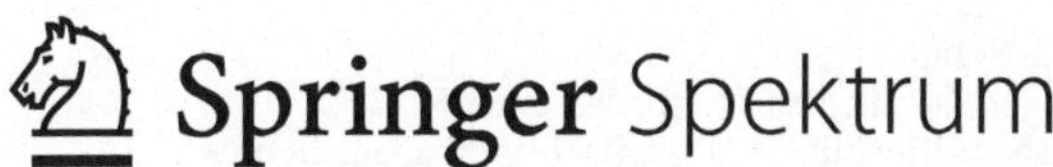

Kai W. Müller
Ambulanz für Spielsucht
Klinik für Psychosomatische Medizin
Mainz, Deutschland

ISSN 2197-6708   ISSN 2197-6716   (electronic)
essentials
ISBN 978-3-658-16459-1   ISBN 978-3-658-16460-7   (eBook)
DOI 10.1007/978-3-658-16460-7

Die Deutsche Nationalbibliothek verzeichnet diese Publikation in der Deutschen Nationalbibliografie; detaillierte bibliografische Daten sind im Internet über http://dnb.d-nb.de abrufbar.

Springer Spektrum
© Springer Fachmedien Wiesbaden GmbH 2017

Gedruckt auf säurefreiem und chlorfrei gebleichtem Papier

Springer Spektrum ist Teil von Springer Nature
Die eingetragene Gesellschaft ist Springer Fachmedien Wiesbaden GmbH
Die Anschrift der Gesellschaft ist: Abraham-Lincoln-Str. 46, 65189 Wiesbaden, Germany

Inhaltsverzeichnis

Die virtuelle Welt – Chancen und Risiken und der subjektive Blick 1

Es ist Montagmorgen, gegen halb acht. Ich trete aus meiner Haustür und nur ein schneller Ausfallschritt bewahrt mich vor der Kollision mit einer Gruppe junger Erwachsener, die mit gesenkten Köpfen ihr Smartphone fixierend die Straße entlangschlurfen. Smombies, denke ich alarmiert, und warte vorsichtshalber einige Sekunden ab, bis der schweigende Trupp um die nächste Ecke gebogen ist.

An der Haltestelle meiner Straßenbahn beobachte ich, wie ein Mann Mitte Dreißig mit verbissenem Gesichtsausdruck auf seinem Handy herumtippt. Ist er gerade wütend und hat das Pech, in einem Impuls, den er später womöglich bereut, seine Wut unmittelbar und ungefiltert in die Welt hinausschicken zu können? Tritt er gar einen dieser berüchtigten Shitstorms in einem Online-Forum oder Blog los oder schaut er gar nicht verbissen, sondern nur hochgradig konzentriert, da er gerade seinem Chef eine wichtige Mitteilung zukommen lässt, bei der jedes Wort zählt?

In der Straßenbahn. Mir gegenüber sitzt eine etwa 14-Jährige, die gerade ihr überdimensioniertes Smartphone zur Seite legt, in ihrem Rucksack kramt und tatsächlich ein Buch zutage fördert. Ich sehe genauer hin, um mich zu vergewissern, ob es sich wirklich um ein Buch handelt oder doch eher um ein neues Tablet im stylishen Retro-Design. Aber tatsächlich, es handelt sich um ein richtig echtes Buch. Mein Blick wandert weiter über meine morgendlichen Mitfahrer. Sicher, hier und da wirken einige abwesend, versunken in ihre Handys, wie in ihrer eigenen Welt. Andere wiederum unterhalten sich – ganz direkt und offline – und wieder andere schauen gemeinsam auf ein Handy oder teilen sich ein Paar Kopfhörer. In einer Dreiergruppe etwa 16-jähriger Jungs wird es kurz laut. Ich höre noch etwas wie „Mann, leg mal das Teil weg, das geht gar nicht, wenn ich mich mit

© Springer Fachmedien Wiesbaden GmbH 2017
K.W. Müller, *Internetsucht*, essentials,
DOI 10.1007/978-3-658-16460-7_1

dir unterhalte", bevor der Angesprochene mit leicht bedröppeltem Ausdruck das Handy in die Hosentasche schiebt. Sind das Anzeichen neuer sozialer Normen unter den viel gescholtenen Digital Natives, die angeblich keinen Unterschied mehr zwischen virtueller und nicht-virtueller Kommunikation machen, frage ich mich.

Im Büro angekommen öffne ich mein Mailpostfach. Seit gestern sind 97 neue Nachrichten eingegangen, darunter etliches an Spam, Vertragsangebote zweifelhafter Herkunft, Anfragen, die aufgrund des angefügten roten Ausrufezeichens zunächst dringend erscheinen und sich dann aber doch nur als Banalitäten entpuppen, und einige tatsächlich dringende Angelegenheiten – zumeist ohne das berüchtigte Ausrufezeichen. Ob Menschen in früheren Tagen in ähnlicher Weise mit einer solchen Flut an Nachrichten am Arbeitsplatz empfangen wurden? Nur dass sich statt elektronischer Post etliche Rohrposthülsen in ihrem Büro stapelten?

Am späten Vormittag stehe ich am Fenster und blicke gedankenverloren hinunter. Ich brauche eine Pause, da ich mir schon seit geraumer Weile den Kopf nach einer zündenden Forschungsidee für die Ausschreibung eines Ministeriums zerbreche. Unten sehe ich einen Mann hektisch hin und her laufen, wild gestikulieren und aufgeregt mit sich selbst sprechen – kein ganz exotischer Anblick, wenn man in einer Psychosomatik mit benachbarter psychiatrischer Klinik arbeitet. Dennoch frage ich mich schon, ob ich nicht die Pforte darauf aufmerksam machen soll, als der Mann plötzlich „Tschüs, bis nachher" ruft, einen fast nicht sichtbaren Knopf an einer Freisprecheinrichtung an seinem Ohr berührt, damit offensichtlich ein Telefonat beendet und nun wieder ganz normal wirkt.

Zurück an meinem Schreibtisch grübele ich erneut über eine Forschungsidee für die Ausschreibung. Fast automatisch tippen meine Finger die Adresse von Google in die Tastatur, gefolgt von dem Suchbegriff „Forschung Ideen innovativ". Es erscheinen dreihundertsiebenundsechzig Milliarden Treffer und augenblicklich bin ich ob dieser Fülle an Informationen demotiviert, mir auch nur einen einzigen Link genauer anzusehen. Ich versuche es stattdessen mit der Kombination „Denkblockade" und „kreative Ideen entwickeln", ernte für meine Bemühungen jeweils dreihundertsiebenundsechzig Milliarden Treffer, darunter mehrere Links zu Selbsttests für Burn-out, und komme endlich zur Besinnung – woher kommt dieser Automatismus, dass man jedes Mal, wenn einem etwas nicht sofort einfällt, der Name eines Films, einer Band oder wenn man auf der Suche nach einer Idee ist, sein Heil in einer Suchmaschine sucht und am Ende doch nur gesagt bekommt, dass man höchstwahrscheinlich unter Burn-out leidet?

Nach Feierabend sitze ich wieder in der Straßenbahn und beantworte per Handy einige dieser verbliebenen Mails des Tages mit Ausrufezeichen. Die Bahn bremst ruckartig, der Fahrer läutet dreimal wütend und von den Gleisen hüpft erschrocken ein junger Mann, in der Hand sein Smartphone. Er war wohl gerade auf der Jagd nach seltenen Pokemons, solchen, die es nur an Gleisstrecken geben soll. Als wir weiterfahren, drehe ich mich kurz in meinem Sitz um und sehe den Mann jubeln, er hat das Vieh wohl schließlich doch noch eingefangen, Ende gut, alles gut.

Verhalten und Sucht – Verhaltenssucht? 2

Nach allgemeinem Verständnis definiert man eine Abhängigkeitserkrankung darüber, dass der Erkrankte eine psychotrope Substanz konsumiert, sei dies nun Alkohol, Cannabis oder Kokain, und hieraus ein Kontrollverlust erwächst. Der Begriff der Abhängigkeit weist in diesem Zusammenhang also einen klaren Substanzbezug auf. Die alternative Idee, dass auch Verhaltensweisen an die Stelle psychotroper Substanzen treten können und zu einer Abhängigkeit führen, mag auch heutzutage noch überraschend anmuten, ist tatsächlich aber nicht neu. Schon im Jahre 1954 schrieb Viktor Freiherr von Gebsattel, ein bekannter Psychiater: *„Der Begriff der Süchtigkeit reicht weiter, als der Begriff der Toxikomanie es abgesteckt hat … Jede Richtung menschlichen Interesses vermag süchtig zu entarten."* Mit diesem für die damalige Zeit freilich sehr progressiven Ansatz erweitere von Gebsattel den Suchtbegriff um das Spektrum der Verhaltenssüchte.

Einschränkend ist zu erwähnen, dass die Annahme, wirklich jedes Verhalten könne suchtartig entgleiten, etwas über das Ziel hinausschießt – zumindest wenn man eine klinische Definition von Sucht heranzieht. Klinische Evidenz für Verhaltensweisen, die mit einem Suchtgeschehen in Zusammenhang stehen können, existiert insbesondere für die Nutzung von Glücksspielen, Einkaufsverhalten, Sport, Sex, Arbeitsverhalten und natürlich für das Thema dieses Buches, die Internet- und Computerspielnutzung. In Abgrenzung zu den substanzgebundenen Abhängigkeitserkrankungen werden diese spezifischen Verhaltensweisen als nicht-substanzgebundene Süchte, oder – etwas eingängiger – Verhaltenssüchte bezeichnet (vgl. auch Bilke-Hentsch et al. 2014).

Während das Konzept der Verhaltenssucht auch heute noch zum Teil kritisch hinterfragt wird, konnten in den letzten Jahren zunehmend Forschungsbefunde zusammengetragen werden, die insgesamt unterstreichen, dass Substanzabhängigkeit und Verhaltenssucht auf vielen Ebenen frappierende Gemeinsamkeiten

© Springer Fachmedien Wiesbaden GmbH 2017
K.W. Müller, *Internetsucht*, essentials,
DOI 10.1007/978-3-658-16460-7_2

aufweisen (vgl. z. B. Frascella et al 2010; Wölfling et al. 2009). Diese umfassen nicht nur vom Patienten erlebte Symptome und charakteristische Beeinträchtigungen, sondern schließen insbesondere auch neurobiologische Prozesse (z. B. eine spezifische Sensitivierung des dopaminergen Systems, welches für Belohnungserwartung zuständig ist, vgl. Müller 2013) ein. Bei allen Gemeinsamkeiten sollte jedoch nicht vergessen werden, dass zwischen beiden Suchtformen auch Unterschiede bestehen und eine inhaltliche Trennung zwischen ihnen Sinn macht. Während bei klassischen Substanzabhängigkeiten die direkte neurochemische Wirkung der konsumierten Substanz fraglos eine unmittelbarere Wirkung ausübt als bei Verhaltenssüchten, spielen bei Letzteren sog. prädisponierende Faktoren eine größere Rolle (vgl. Müller 2013, S. 12 ff und Kap. 5). Beide Suchtformen sollten demnach als unabhängige Vertreter einer umfassenden gemeinsamen diagnostischen Einheit verstanden werden.

Die schwierige Abgrenzung zwischen Hobby und Sucht
Man kann sich leicht vorstellen, dass es alles andere als einfach ist, den exakten Trennpunkt zu definieren, ab dem ein intensiv betriebenes Hobby zu einem Suchtverhalten wird. Auf die hierzu definierten diagnostischen Kriterien wird daher ausführlich in Kap. 4 eingegangen. Allgemein betrachtet, sprechen wir von einem Suchtverhalten im klinischen Sinn, wenn das Verhalten im Leben des Betroffenen einen unangemessenen Stellenwert einnimmt und dadurch andere wichtige Lebensbereiche verdrängt, das Verhalten also nicht länger ein Bestandteil unter vielen im Leben des Betroffenen ist, sondern der dominante Inhalt schlechthin, dem alles andere untergeordnet wird.

Ebenfalls von Bedeutung ist, dass der Betroffene dem Verhalten gar nicht unbedingt so viel Bedeutung beimessen will, sondern sich innerlich dazu gedrängt fühlt. Das Verhalten hat also kaum noch positiven Anreiz, sondern wird aufgrund eines inneren Drucks vollzogen. Man erklärt diesen Umstand damit, dass anfänglich positive Erfahrungen mit der Verhaltensausführung im Gedächtnis des Betroffenen gespeichert werden und diese Erinnerungen in der Phase, in der das Verhalten eigentlich längst den Großteil seines Belohnungswerts eingebüßt hat, selektiv und automatisch aus dem Gedächtnis abgerufen werden und so zu einer Fortführung des Verhaltens beitragen (sog. Suchtgedächtnis; vgl. z. B. Böning 2007). Einer meiner Patienten mit Computerspielsucht brachte diesen Sachverhalt einmal formvollendet auf den Punkt: *„Inzwischen spielt man ja gar nicht mehr, weil man weiß, dass es Spaß macht, sondern höchstens noch deswegen, weil man sich erinnert, dass es früher einmal Spaß gemacht hat.“*

Das fortgeführte Verhalten tritt somit letztlich losgelöst von seinem eigentlichen Zweck auf, bringt dem Betroffenen keinen direkten Nutzen mehr, dafür aber Probleme, denn ein weiteres wichtiges Merkmal von Verhaltenssüchten ist, dass hierdurch negative Folgen in anderen Lebensbereichen auftreten, das Verhalten jedoch trotz allem weiterhin ausgeführt wird. Das rigide Festhalten an dem Verhalten beziehungsweise die Unfähigkeit, das Verhalten bewusst zu steuern und harmonisch in die eigene Lebensführung einzubetten, obgleich die exzessive Betätigung für das Leben des Betroffenen schädliche Auswirkungen hat, stellt mit den wichtigsten Unterscheidungspunkt zwischen einem unbedenklichen Hobby und einer Verhaltenssucht dar.

Internetsucht – das lange missverstandene Phänomen

3

Der einst als Scherz gedachte Beitrag über eine bei sich selbst diagnostizierte angebliche *Internet Addiction* eines amerikanischen Psychiaters namens Goldberg aus dem Jahre 1995 erscheint in der Rückschau betrachtet im wahrsten Sinne des Wortes wie ein Relikt aus dem vorigen Jahrtausend. Seither ist viel passiert, angefangen von ersten klinischen Fallbeschreibungen von Young (1998), Ablehnung und inhaltlichen Missverständnissen gegenüber diesem Konzept in Fachkreisen (z. B. Petry 2010; O'Brien 2010), ersten Abwägungen, Internetsucht als Störungsbild anzuerkennen, zunehmenden hochwertigen wissenschaftlichen Publikationen, einem steigenden Interesse gesundheitspolitischer Entscheidungsträger an dem Thema (z. B. Evers-Wölk und Opielka 2016), sowie der Aufnahme der Computerspielsucht als neue Diagnose in das DSM-5 im Jahre 2013 (APA 2013).

3.1 Was verstehen wir unter Internetsucht?

Eine grobe Definition könnte lauten, dass es sich hierbei um eine zunehmend exzessiver werdende und über einen längeren Zeitraum bestehende Beschäftigung mit spezifischen Internetinhalten handelt, die im Laufe der Zeit andere Interessenfelder verdrängt, vom Betroffenen kaum noch bewusst kontrolliert werden kann und negative Konsequenzen in verschiedenen Bereichen nach sich zieht (vgl. Müller 2013; Grüsser und Thaleman 2006).

Wichtig ist, dass es nicht das Internet selbst ist, das beim Nutzer zur Ausbildung suchtartiger Verhaltensweisen führt. Vielmehr sind es einzelne Aktivitäten im Internet, die sich im Verlauf der bewussten Kontrolle des Nutzers entziehen können und zu einem Suchtverhalten führen. Dabei manifestiert sich Internetsucht insbesondere in den folgenden Onlineaktivitäten:

© Springer Fachmedien Wiesbaden GmbH 2017
K.W. Müller, *Internetsucht*, essentials,
DOI 10.1007/978-3-658-16460-7_3

- Online-Computerspiele (bestimmte Genres, wie MMORPGs, MOBAs)
- Soziale Netzwerke
- Online-Pornografie
- Online-Einkaufsportale
- Online-Glücksspiele

Von den genannten Varianten internetsüchtigen Verhaltens ist es die suchtartige Nutzung von Online-Computerspielen (Computerspielsucht), die am häufigsten auftritt. Hierüber erklärt sich auch, dass dieser vonseiten der Wissenschaft bisher die meiste Aufmerksamkeit geschenkt wurde.

Aus klinischer Sicht erleben die Betroffenen, dass sie sich gedanklich kaum mehr von der Onlinewelt zu lösen vermögen und somit neben den exzessiven täglichen Zeiten, die sie aktiv mit der Internetnutzung verbringen, noch die gedanklich verbrachte Onlinezeit hinzugezählt werden muss. Freudlosigkeit im alltäglichen Leben allgemein und an Dingen, die früher als schön oder auch entspannend erlebt wurden im Speziellen, stellen weitere Belastungsmomente dar, ebenso wie der Verlust an sozialen Kontakten. Daneben zählen ein verminderter Selbstwert aufgrund der Feststellung, das eigene Nutzungsverhalten nicht mehr unter Kontrolle zu haben, Motivations- und Antriebsverlust sowie Selbstvorwürfe ob der eigenen verfahrenen und stagnierenden Lebenssituation zu weiteren wichtigen Problemlagen. Insbesondere das Gefühl, das eigene Leben nicht mehr zu leben, ist ein im therapeutischen Kontext immer wieder anzutreffender Grund dafür, dass sich Patienten in Behandlung begeben. Besonders schön wurde dieser Umstand einmal von einem 25-jährigen Patienten mit Computerspielsucht ausgedrückt: *„Aus meiner Jugend weiß ich noch gut, wie sich ein gesundes Leben mit einem Freundeskreis, Freude und Interessen anfühlt. An genau diesen Punkt möchte ich wieder zurückkehren, da all das meinem Charakter entspricht und mein Wohlbefinden ausmacht. Einfach ausgedrückt: Ich möchte wieder ‚leben‘."*

3.2   Missverständnisse und Mythen

Obwohl wir nun seit annähernd zehn Jahren immer mehr Forscher und Kliniker haben, die sich intensiv mit dem Thema befassen, und entsprechend immer mehr wissenschaftliche Erkenntnisse und klinische Erfahrungen vorliegen, ranken sich um die Internetsucht nach wie vor zahlreiche Mythen und Missverständnisse. Die beiden hartnäckigsten Vertreter dieser Gattungen sollen daher kurz angesprochen und – so zumindest meine Hoffnung – ausgeräumt werden.

3.2.1 Mythos Nummer 1: Internetsucht ist lediglich ein Ausdruck von Hysterie der modernen Wohlstandsgesellschaft

Nach über acht Jahren, die ich nun mit Patienten mit Internetsucht arbeite, würde ich mich freuen, wenn ich diese Aussage zumindest einigermaßen bejahen könnte – kann ich aber nicht. Um es klar zu sagen: Internetsucht ist nicht zu verwechseln mit einem Phänomen wie der ehedem beschrienen Lese- oder Fernsehsucht. Letztere waren gesellschaftliche Schreckgespenster, denen vor dem Hintergrund neuer gesellschaftlicher Verhaltensweisen künstliches Leben eingehaucht wurde und die zu keinem Zeitpunkt klinisch signifikante Patientenzahlen oder erheblichen Leidensdruck bedingt haben. Natürlich gibt es dennoch Parallelen zur Internetsucht: Auch das Internet hat neue Verhaltensweisen initiiert und insbesondere die Kommunikation, aber auch unser Freizeitverhalten nachhaltig geprägt. Telefongespräche sind heutzutage eigentlich nicht mehr erforderlich, um kommunikative Distanzen zu überbrücken, stattdessen schickt man Kurzmitteilungen. Das (klassische) Fernsehen spielt für Jugendliche so gut wie keine Rolle mehr – saßen knapp zwei Drittel der Jugendlichen im Jahre 2009 noch täglich vor dem Fernseher, ist dieser Anteil im Jahre 2015 auf nur noch knapp die Hälfte zurückgegangen (Jim-Studie 2015). Etwa die Hälfte der 17-Jährigen in Deutschland gibt an, dass das Surfen im Internet (unabhängig von der konkreten Onlinetätigkeit) ein täglicher und damit fester Bestandteil ihres Freizeitverhaltens ist (Hille et al. 2013).

Was sagen uns diese Zahlen und Trends? Zuallererst, dass die Internetnutzung in der Freizeit für Jugendliche, aber natürlich auch Erwachsene, immer selbstverständlicher, aber auch unverzichtbarer wird. Sie sagen uns hingegen nicht, dass 50 % der Jugendlichen im klinischen Sinne internetsüchtig sind!

Wir verfügen mittlerweile über eine große Anzahl methodisch sehr guter Studien zur Epidemiologie der Internetsucht und wissen demnach recht genau, wie groß der Anteil Betroffener ist, sowohl in der Gesamtbevölkerung als auch unter Jugendlichen. Für Deutschland gilt, dass sich die Prävalenz der Internetsucht in repräsentativ gezogenen Stichproben zwischen 1 und 2 % bewegt (Müller et al. 2014a; Rumpf et al. 2013). Eine besonders maßgebliche Studie wurde 2013 von Rumpf und Kollegen veröffentlicht. Die standardisierte Befragung basierte auf einer Stichprobe von 15.000 Bundesbürgern zwischen 14 und 64 Jahren und wies die Anzahl an von Internetsucht betroffenen Menschen auf 1 % aus – hochgerechnet entspricht das etwa einer halben Million Menschen in Deutschland.

In einer Anschlussstudie (Bischof et al. 2013) konnte übrigens gezeigt werden, dass Internetsucht mit einer vergleichbar hohen Funktionseinschränkung verbunden ist wie depressive Erkrankungen. Die von Internetsucht betroffenen Personen gaben an, im letzten Jahr wegen der Internetnutzung an durchschnittlich 31 Tagen zumindest teilweise eingeschränkt gewesen zu sein und an im Schnitt 5,6 Tagen aus demselben Grund nicht arbeitsfähig gewesen zu sein. Bei Menschen, die unter Depressionen leiden, beträgt dieser Wert 4,1 Tage (Alonso et al. 2011).

Eine gesonderte Betrachtung der Betroffenenzahlen nach Altersgruppen zeigt, dass unter den 14- bis 24-Jährigen 2,4 % die Kriterien der Internetsucht erfüllen. Jugendliche und junge Erwachsene sind also deutlich häufiger von der Problematik betroffen. Ganz ähnliche Prävalenzschätzungen für die Internetsucht unter Jugendlichen wurden schon von anderen Forschergruppen berichtet, sodass man hier die Prävalenz auf zwischen 2 bis 4 % beziffern kann mit weiteren ca. 6 %, die zumindest einige Kriterien der Internetsucht erfüllen und daher oftmals als problematische Nutzer bezeichnet werden (z. B. Müller et al. 2014b; Durkee et al. 2014).

In großer Übereinstimmung zeigen die vorliegenden Erhebungen, dass Internetsucht mit einem erhöhten Belastungsniveau einhergeht. Bei betroffenen Jugendlichen sehen wir im Vergleich zu regelmäßigen, jedoch unproblematischen Nutzern deutlich höhere Belastungswerte in Angst- und Depressionssymptomen (Durkee et al. 2014; Müller et al. 2015). Auch unter erwachsenen Betroffenen findet sich diese höhere Symptombelastung, sowohl im klinischen Kontext (Müller et al. 2014b) als auch innerhalb der Allgemeinbevölkerung (Rumpf et al. 2013).

Aus diesen Zahlen geht hervor, dass Internetsucht glücklicherweise kein Massenphänomen ist, dass aber der Anteil an Menschen, die die Kriterien für Internetsucht erfüllen und dementsprechend hierdurch eine Beeinträchtigung erfahren sowie erhöhte allgemeine psychosoziale Symptome aufweisen, substanziell ausfällt. Gerade die von Betroffenen erlebten erhöhten Belastungswerte und die Tatsache, dass es durch das Verhalten zu einer beeinträchtigten Lebensführung kommt, sprechen dafür, dass hier – im Gegensatz zu unauffälligen oder auch intensiven Internetnutzern – eine Behandlungsnotwendigkeit gegeben ist.

3.2.2 Mythos Nummer 2: Internetsucht im Jugendalter ist lediglich eine vorübergehende Erscheinung, sie wächst sich von alleine aus

So ganz falsch ist dieser Einwand nicht, aber richtig ist er auch nicht. Aus dem ebenso spannenden wie unaussprechlichen Forschungsfeld der Entwicklungspsychopathologie wissen wir, dass das Jugendalter eine vulnerable Phase darstellt und hier – man erinnere sich nur an seine eigene Sturm-und-Drang-Zeit – durchaus entwicklungskonforme, nennen wir es mal neutral, „Besonderheiten" auftreten können. Derartige Besonderheiten betreffen etwa eine emotionale Unausgeglichenheit, die auch depressive Symptome oder eine erhöhte Impulsivität einschließen können, Selbstwertproblematiken, Gefühle der sozialen Orientierungslosigkeit sowie das sogenannte Risk Taking Behavior, also eine erhöhte Bereitschaft, Grenzen auszutesten und dabei auch potenziell gefährdende Verhaltensweisen zu praktizieren (z. B. Experimentieren mit psychoaktiven Substanzen). Diese Symptome wurden zuvor deswegen als entwicklungskonform bezeichnet, weil sie in Zusammenhang mit wichtigen zu lösenden Entwicklungsaufgaben auftreten. Nach der erfolgreichen Meisterung dieser Aufgaben und der Erlangung der nächsten Stufe der psychosozialen Reifung (ein passionierter Computerspieler würde dies evtl. als Hochleveln bezeichnen), klingen diese Symptome normalerweise ab und der Jugendliche erreicht wieder ruhigere emotionale Fahrwasser (Moffitt 1993). Und sogar Jugendliche, die während der Adoleszenz eine manifeste psychische Störung aufweisen, haben gute Aussichten, dass die hiermit verbundenen Symptome einer spontanen Remission unterworfen sind, d.h., dass sich die Störung durchaus von alleine auswachsen kann (vgl. z. B. Schmidt 2004).

Ganz ähnlich scheint es sich mit der Internetsucht im Jugendalter zu verhalten. Ich schreibe absichtlich „scheint", da wir in diesem Bereich noch beklagenswert wenig wissen. Um nämlich derartige Verläufe abbilden zu können, sind Längsschnittstudien erforderlich. Diese sehen vor, dass eine Gruppe von Personen nicht nur einmal zu bestimmten Themen befragt oder auf bestimmte Symptome hin untersucht wird, sondern an derselben Gruppe die Befragungen in bestimmten Zeitabständen wiederholt werden, sodass man Messreihen über den zeitlichen Verlauf dokumentieren kann. Das liest sich nicht nur auf dem Papier kompliziert, das ist tatsächlich auch in der empirischen Realität kompliziert. Dementsprechend gibt es international nur sehr wenige Studien, die bisher den Verlauf der Internetsucht betrachtet haben. Eine kleine Auswahl findet sich in Tab. 3.1.

Es fällt auf, dass die ermittelten Stabilitätswerte sehr stark schwanken, zwischen 14 und 84 % der Jugendlichen, die zu Beginn der Studie die Kriterien für Internet- und Computerspielsucht erfüllten, mussten auch in der letzten Erhebung noch als süchtig klassifiziert werden. Das bedeutet natürlich im Umkehrschluss, dass bei bis zu 86 % der Jugendlichen eine Remission des Suchtverhaltens feststellbar war. Es zeigt sich aber auch, warum viele Forscher einen möglichst großen Bogen um solche Studien machen: Die Haltequote, also der Anteil an Studienteilnehmern, von denen bis zum Schluss Daten erhoben werden konnten, variiert zwischen mageren 36 und guten 85 %, das heißt in jeder Studie ging ein

Tab. 3.1 Längsschnittstudien zur Internet- und Computerspielsucht

Land	Basisstichprobe	Laufzeit	Haltequote der Basisstichprobe (%)	Stabilität der Internetsucht (%)
Niederlande (Van Rooij et al. 2010)	467 Jugendliche	12 Monate	Keine Angabe	50
Deutschland (Rothmund et al. 2015)	756 Jugendliche	12 Monate	65	27
Europa (Strittmatter et al. 2015)	1444 Jugendliche	24 Monate	36	14
Taiwan (Chang et al. 2014)	3000 Jugendliche	12 Monate	77	66
Singapur (Gentile et al. 2011)	3000 Jugendliche	36 Monate	85	84

substanzieller Teil der Teilnehmer verloren, was die Aussagekraft der Ergebnisse natürlich schmälert.

Sei es, wie es sei, es scheint erlaubt, vorsichtig anzunehmen, dass auch Internetsucht bei Jugendlichen nicht in allen Fällen ein stabiles Phänomen sein muss, sondern die Symptome wieder abklingen können. Das ist natürlich erfreulich. Hieraus sollte jedoch nicht der voreilige Schluss gezogen werden, dass man internetsüchtiges Verhalten einfach aussitzen sollte, ganz im Gegenteil. Erstens sind die Jugendlichen ja auch bei einer späteren Remission des Problems zuvor deutlich belastet, was alleine schon Unterstützung erfordert. Zweitens wissen wir aktuell noch nicht, bei welchen Jugendlichen eine Remission zu erwarten ist und bei welchen nicht, und drittens zeigt die klinische Erfahrung, dass junge Erwachsene, die sich wegen Internetsucht in Behandlung begeben, auffällig häufig berichten, in ihrer Jugend bereits eine Phase der exzessiven Internetnutzung erlebt zu haben, deren Symptome zwischenzeitlich abgeklungen sind, zu einem lebensgeschichtlich späteren Zeitpunkt jedoch erneut auftraten. Unabhängig von einer Remission der Symptome im Jugendalter kann man also von einer erworbenen Vulnerabilität sprechen. Dies bedeutet, dass der Grundstock für ein späteres Suchtverhalten im Jugendalter gelegt wird. In späteren Phasen der Destabilisierung (z. B. Aufnahme einer Ausbildung oder eines Studiums, Umzug in eine fremde Umgebung etc.) können die damals erworbenen Muster wieder auftreten und erneut zu einem Suchtverhalten führen.

Wir halten fest, dass nicht jede intensive Internetnutzung mit einer Suchtproblematik gleichzusetzen ist. Auch sogenannte exzessive Verhaltensmuster sind hiermit nicht unbedingt gleichbedeutend, wiewohl sie einen Risikofaktor für dessen Entwicklung darstellen. Grundsätzlich erscheint es praktikabel, sich das Internetnutzungsverhalten als ein dimensionales Konstrukt vorzustellen, welches sich anhand unterschiedlicher Intensitätsgrade und des Ausmaßes an Eingenommenheit vom Verhalten segmentieren lässt. Dieses Verhalten ist dynamisch; aus einer intensiven kann also später auch eine exzessive oder gar suchtartige Nutzung werden und umgekehrt kann sich ein problematisches Verhalten unter bislang noch nicht näher identifizierten Umstände normalisieren.

Erkennungsmerkmale und Diagnostik der Internetsucht

4

Auch wenn man manchmal anderslautende Meinungen hört – auch Psychologen und Psychiater sind nicht (immer) imstande, anderen Menschen in den Kopf zu gucken. Um psychische Störungen zu diagnostizieren, braucht es dementsprechend diagnostische Kriterien, die als Indikatoren herangezogen werden können. Derartige Kriterien sind im psychiatrischen Kontext nicht immer so handfest, wie man es gerne hätte, und die Feststellung, ob bestimmte Kriterien vorliegen oder nicht und somit auf einen Krankheitszustand geschlossen werden kann, ist eine kleine Kunst für sich.

Im Gegensatz zu klassischen Substanzabhängigkeiten muss der psychologischen Diagnostik bei Verhaltenssüchten ein nochmals höherer Stellenwert beigemessen werden, da wir ja nicht die akute Intoxikation labortechnisch nachweisen können. Natürlich geht auch der diagnostische Prozess bei Substanzabhängigkeiten über die labortechnische Untersuchung hinaus, dennoch können solch externe Parameter als nützliche Anhaltspunkte einbezogen werden. Beim möglicherweise internetsüchtigen Menschen hingegen schlagen sich Verhaltensexzesse nicht in nachweisbaren Bio-Markern nieder.

4.1 Endlich verbindliche diagnostische Kriterien

Zu Beginn der Forschung zur Internetsucht gab es lange keine übereinstimmenden Ansätze zu deren Diagnostik. Auch die noch immer andauernde Debatte über die Verortung der Internetsucht als Abhängigkeitserkrankung, Impulskontrollstörung oder auch Beziehungsstörung trägt zu einer hohen diagnostischen Unsicherheit bei.

Umso bemerkenswerter erscheint es, dass sich im Laufe der Jahre doch eine Art stillschweigender Konsens entwickelte. Unabhängig voneinander begannen verschiedene Forschergruppen bald, zur Klassifikation des Internetnutzungsverhaltens

© Springer Fachmedien Wiesbaden GmbH 2017
K.W. Müller, *Internetsucht,* essentials,
DOI 10.1007/978-3-658-16460-7_4

die bekannten Kriterien anderer Suchterkrankungen anzupassen (vgl. z. B. Tao et al. 2010; Ko et al. 2009; Wölfling und Müller 2009). Schließlich ereignete sich im Jahre 2013 zur Überraschung der Fachwelt ein diagnostischer Quantensprung: Die American Psychiatric Association (APA), zuständig für die Konzeption des Diagnostic and Statistical Manual for Mental Diseases (DSM), präsentierte mit der Herausgabe des DSM-5 (APA 2013) erstmals nicht nur das neu aufgenommene Störungsbild der sogenannten Internet Gaming Disorder (zu Deutsch sehr ungelenk zu übersetzen mit Internet-Computerspiel-Störung) im Anhang des DSM, sondern veröffentlichte im Zuge dessen auch Kriterien zu deren diagnostischer Bestimmung. Tab. 4.1 enthält diese Kriterien in der deutschen Übersetzung durch den Autor des vorliegenden Buches.

Tab. 4.1 Kriterien der „Internet Gaming Disorder" im DSM-5

	DSM-Kriterium	Beispielfrage
1	Eingenommenheit	Stellt der Konsum den Hauptinhalt des Lebens dar, der vom Betroffenen eine permanente (auch gedankliche) Beschäftigung erfordert?
2	Entzugssymptome	Reagiert der Betroffene für seine Verhältnisse untypisch (z. B. unangemessen gereizt, verzweifelt, frustriert, nervös), wenn der Konsum nicht möglich ist?
3	Toleranzentwicklung	Hat sich der Konsum in den letzten zwölf Monaten hinsichtlich Umfang und Häufigkeit merklich gesteigert?
4	Kontrollverlust	Gelingt es dem Betroffenen nicht, trotz eigener Bemühungen, Umfang oder Häufigkeit des Konsums dauerhaft zu reduzieren?
5	Interessenverlust	Hat der Konsum Lebensbereiche (Freizeitinteressen, soziale Unternehmungen) verdrängt, die für den Betroffenen zuvor bedeutsam waren?
6	Fortführung des Konsums trotz negativer Konsequenzen	Sind mit dem Konsum negative Folgen (z. B. im sozialen, schulischen, beruflichen oder finanziellen) Bereich verbunden, ohne dass diese dazu führen, dass der Konsum verringert wird?
7	Verheimlichung des Konsumausmaßes	Verschleiert der Betroffene das Ausmaß des Konsums vor relevanten anderen Bezugspersonen bzw. vollführt er zu diesem Zweck aufwendige Täuschungsmanöver?
8	Emotionsregulation	Besteht das vordringlichste Konsummotiv nicht mehr darin, positive Gefühle zu erleben, sondern negative Gefühle zu verdrängen?
9	Gefährdung wichtiger Beziehungen	Setzt der Betroffene durch die Konsumfortführung wichtige soziale (Familie, Freunde) oder berufliche Beziehungen aufs Spiel?

Insgesamt werden neun diagnostische Kriterien aufgeführt, von denen in einem Zeitraum von zwölf Monaten fünf erfüllt sein müssen, um von einer Internetsucht zu sprechen.

Wie bei allen psychischen Störungen gilt zudem, dass dem Betroffenen durch das Verhalten ein signifikanter Leidensdruck entsteht und eine sogenannte Einschränkung des Funktionsniveaus vorliegt. Letzteres ist die etwas hartherzig anmutende Beschreibung dafür, dass der Betroffene durch die Ausführung des Verhaltens oder die dadurch hervorgerufenen Konsequenzen in seiner Lebensführung behindert wird, was sich nicht nur auf die Erfüllung von Pflichten bezieht, sondern auch – und aus meiner Sicht vor allem – die Teilhabe an den schönen Dingen des Lebens erschwert oder gänzlich verhindert.

Bei der Lektüre der Kriterien mag auffallen, dass sich kein Kriterium findet, das in direkter Form die online verbrachte Zeit einschließt. Entsprechend lässt sich für die Internetsucht ein klinisch bedeutsames Problem nicht an der online verbrachten Zeit festmachen, auch wenn leicht nachvollziehbar ist, dass es recht bequem wäre zu sagen, dass jedweder Konsum etwa unter drei Stunden pro Tag völlig ungefährlich ist, es bei vier Stunden anfängt, kritisch zu werden, und sechs und mehr Stunden einer Abhängigkeit entsprechen. So einfach ist es also nicht, weshalb in den folgenden Abschnitten einige der oben abgebildeten Kriterien näher vorgestellt werden sollen.

4.1.1   Toleranzentwicklung – wenn es immer mehr und mehr wird

Man kann es nicht oft genug wiederholen: Eine Person, die vier Stunden ihrer täglichen Lebenszeit mit der Nutzung von z. B. Online-Rollenspielen verbringt, kann ein Suchtproblem haben oder eben auch nicht. Natürlich steigt die Wahrscheinlichkeit für ein Suchtverhalten, je höher die täglichen Nutzungszeiten sind, und ab einem täglichen Konsum von durchschnittlich zwölf Stunden erübrigt sich die weitere diagnostische Abklärung schon fast. In der Realität wird man solche Extremzeiten jedoch nur selten antreffen. So berichten etwa Beutel und Kollegen (2011), dass die Patienten einer spezialisierten Behandlungseinrichtung im Durchschnitt neun Stunden an einem Werktag und zwölf Stunden an einem Wochenendtag mit der problematischen Onlineaktivität befasst sind. In der Bevölkerung abseits der klinischen Versorgung sind derart extreme Zahlen natürlich eher die Ausnahme.

Was bei der Betrachtung von Onlinezeiten eher weiterhilft, ist deren Entwicklung im zeitlichen Verlauf. Wichtig ist also, dass man sich ein längerfristiges Zeitfenster ansieht, also etwa die Entwicklung der Nutzungshäufigkeit und -dauer über die letzten zwölf Monate. Ist hier ein merklicher Zuwachs feststellbar, deutet dies auf das Vorliegen einer sogenannten Toleranzentwicklung hin. Diese besagt, dass eine beginnende Abhängigkeitsentwicklung eine Dosissteigerung verlangt, da sich das Individuum auf physiologischer (z. B. Herunterregulation bestimmter Rezeptoren, an die Neurotransmitter wie Dopamin oder Serotonin binden) und psychologischer Ebene (z. B. subjektives Belohnungs- oder Entspannungserleben) an die Wirkung der psychotropen Substanz bzw. des Verhaltens gewöhnt und die ursprünglich erlebten Effekte dadurch zunehmend ausbleiben. Mit anderen Worten: Der Betroffene merkt immer weniger die eigentlich von ihm gewünschten Effekte des Verhaltens und steigert dieses dadurch automatisch.

Wir können als Fazit festhalten: Bei einer sich entwickelnden Internetsucht bleiben die anfänglichen Nutzungsgewohnheiten nicht konstant, sondern das Verhalten steigert sich über den zeitlichen Verlauf und nimmt entsprechend immer mehr Raum im Leben des Betroffenen ein.

CHECKBOX FÜR ELTERN UND ANGEHÖRIGE: TOLERANZENTWICKLUNG
- Haben sich die Nutzungszeiten der betreffenden Person innerhalb des letzten Jahres deutlich gesteigert?
- Beschäftigt sich die betreffende Person immer öfter und länger mit dem PC, Tablet oder Smartphone?

4.1.2 Kontrollverlust – wenn es kein „jetzt nicht" mehr gibt

Die Verminderung der bewussten Steuerungsgewalt über die Verhaltensausführung ist ein ganz wesentliches Kennzeichen jedweder Suchterkrankung. Das Nutzungsverhalten erfährt hier eine Art Automatisierung: Ein rationales Abwägen darüber, ob es jetzt sinnvoll ist, online zu gehen oder nicht, ist bei einer vorliegenden Internetsucht nicht oder kaum noch möglich. Stattdessen erfolgt die „Entscheidung", online zu gehen, nahezu automatisch, sodass man genau genommen gar nicht mehr von einem wirklichen Entscheidungsprozess sprechen kann. Es gibt eine ganze Reihe von aufschlussreichen neuropsychologischen Experimenten, die nachweisen konnten, dass bei Patienten mit Computerspielsucht – im Gegensatz zu passionierten, jedoch gesunden Fans von Computerspielen – gestörte Entscheidungsfindungsprozesse vorliegen (Ko et al. 2010; Han et al. 2012).

Damit in Zusammenhang steht einerseits die eingeschränkte Fähigkeit, den Konsum aus eigenem Antrieb heraus dauerhaft zu reduzieren, wenngleich die

Absicht dazu durchaus bestehen mag, und zweitens ein Effekt, der als Immersion bezeichnet wird. Hierunter versteht man, dass der Betroffene vom virtuellen Geschehen nahezu restlos absorbiert wird, womit auch ein verändertes Zeiterleben einhergeht. Betroffene unterschätzen also systematisch die Zeit, die sie online verbringen, und reagieren im Beratungskontext äußerst überrascht, wenn sie mit ihren tatsächlichen Onlinezeiten konfrontiert werden.

Zusammenfassend halten wir fest, dass eine nachlassende Fähigkeit, die eigenen Nutzungszeiten selbstständig zu regulieren, einen recht validen Indikator für eine zumindest problematische Nutzung darstellt. Im Sinne einer Vorbeugung macht es aus diesem Grund Sinn, sich von Anfang an „digitale Auszeiten" zu gönnen und bewusst tageweise auf den privaten Internetkonsum zu verzichten. Mit Kindern und Jugendlichen sollten derartige Auszeiten schon früh eingeübt werden, um ein Bewusstsein dafür zu schaffen, dass schöne, aufregende oder ganz allgemein belohnende Erfahrungen nicht nur im Virtuellen, sondern eben auch in der klassischen Welt zu finden sind.

CHECKBOX FÜR ELTERN UND ANGEHÖRIGE: KONTROLLVERLUST
- Gelingt es der betreffenden Person, Prioritäten zu setzen und den Onlinekonsum aus eigenem Antrieb heraus – zumindest für einige Zeit – auszusetzen?
- Kann sich die betreffende Person an vereinbarte Nutzungszeiten halten?
- Besteht eine auffallende Diskrepanz zwischen der Fremd- und der Selbsteinschätzung der verbrachten Onlinezeit?

4.1.3   Fortführung des Konsums trotz negativer Konsequenzen – wenn Probleme kein Hinderungsgrund mehr sind

Internetsucht ist mit negativen Konsequenzen in einer Vielzahl von Lebensbereichen verknüpft: Sinkende Leistungsfähigkeit, Schlafstörungen, soziale Konflikte oder auch finanzielle Probleme sind nur einige Beispiele. Die Frage ist nur, ob der Patient diese Probleme auch wahrnimmt bzw. diese in einen kausalen Zusammenhang mit der Internetnutzung bringt. Wie bei anderen Suchterkrankungen auch, wirken bei der Internetsucht kognitive Verzerrungen, die dem Betroffenen manchmal den Blick für die Realität verstellen.

Bei Jugendlichen erstrecken sich typische negative Folgen sehr häufig auf den familiären und den schulischen Bereich. Der Familienfrieden leidet zumeist spürbar unter den Nutzungsexzessen; offene und für alle belastende Auseinandersetzungen sind die Konsequenz. Hiermit ist ausdrücklich nicht gemeint, dass es gelegentliche Meinungsverschiedenheiten hinsichtlich des Nutzungsverhaltens oder der Einhaltung von Nutzungszeiten gibt – derartiges ist im heutigen Zeitalter ebenso selbstverständlich wie Diskussionen über die Schlafenszeiten oder den Bücher- und Fernsehkonsum in früheren Generationen. Die Auseinandersetzungen in Familien mit einem internetsüchtigen Jugendlichen gehen weit darüber hinaus, fallen häufig dramatisch aus, äußern sich nicht selten in offenen Anfeindungen oder, schlimmstenfalls, auch körperlichen Übergriffen. In der Beratungspraxis sind die Eltern meistens verzweifelt, ratlos und am Ende ihrer Kräfte, was den Stellenwert von Angehörigenberatungen unterstreicht.

4.1.4 Interessenverlust – wenn alles andere verblasst

Mit der exzessiver werdenden Internetnutzung kommt es zu einer Verschiebung von persönlichen Schwerpunkten. Alternative Lebensbereiche werden zunehmend vernachlässigt und oftmals schließlich ganz aufgegeben. Dies äußert sich etwa in Form eines verstärkten sozialen Rückzugs des Betroffenen sowie in der Aufgabe alternativer Tätigkeiten, wie Hobbys und Interessen. Der Grund für diese Dynamik liegt in den bereits angedeuteten neurochemischen Veränderungen im dopaminergen Belohnungssystem des Betroffenen (ausführlich beschrieben in Müller 2013), die sich auf psychologischer Ebene dahin gehend bemerkbar machen, dass es zu einer Verschiebung der Hierarchie von Bedürfnissen kommt. Das Problemverhalten klettert sukzessive an die Spitze und verdrängt nicht nur andere Freizeitaktivitäten, sondern konkurriert auch um biologische Grundbedürfnisse, wie etwa Schlaf, Hunger und Durst, zwischenmenschliche Nähe und Sex etc. Die vereinzelten Berichte von suchtartigen Computerspielern, die aufgrund eines tagelangen Mangels an Flüssigkeitszufuhr kollabiert sind, sind ebenfalls über diese Bedürfnisverschiebung zu erklären.

CHECKBOX FÜR ELTERN UND ANGEHÖRIGE: INTERESSENVERLUST
- Zieht sich der Betroffene aus Lebensbereichen zurück, die ihm zuvor viel bedeutet haben?
- Scheint das Leben des Betroffenen zu stagnieren, d.h., kommt es zu einem Wegfall alter Aktivitäten, ohne dass an ihre Stelle andere treten?
- Hat der Betroffene immer weniger direkten Kontakt zu seinem Freundeskreis bzw. vermeidet er Begegnungen mit diesen?

4.2   Abschließende Bemerkungen zu den Kriterien

Die vorgeschlagenen Kriterien scheinen durchaus geeignet, um Internet- und Computerspielsucht vernünftig abzubilden – dies wird auch durch erste Evaluationsstudien bestätigt (Ko et al. 2014; Rehbein et al. 2015). Gleichzeitig steht außer Frage, dass sie als eine Art Betaversion zu begreifen sind, der Feinschliff muss also noch vorgenommen werden. Vorschläge zur Anpassung der Items wurden beispielsweise von einer internationalen Expertengruppe im Jahre 2016 veröffentlicht (Griffiths et al. 2016). Hier wurde insbesondere herausgestellt, dass es sinnvoll sei, zusätzlich zu allgemeinen Kriterien auch altersabhängige Aspekte zu berücksichtigen und somit besser jugendspezifische Aspekte abzubilden. Auch eine Ergänzung der Kriterien wurde hier gefordert, insbesondere was den aktuell nicht berücksichtigten Aspekt des Cravings (zu Deutsch: Verlangen bzw. Suchtdruck) anbetrifft.

Ein klarer Kritikpunkt betrifft den Umstand, dass sich die DSM-5-Kriterien ausschließlich auf die Nutzung von Computerspielen beziehen. Damit ist natürlich, wie zuvor ausgeführt, eine große Gruppe an anderen internetbezogenen Störungen, wie etwa die suchtartige Nutzung sozialer Netzwerke oder die Online-Sexsucht ausgeklammert. Das ist zwar unerfreulich, jedoch geht man aktuell den pragmatischen Weg, dass man die Kriterien in angepasstem Wortlaut auch auf andere Formen internetsüchtigen Verhaltens bezieht.

Warum verlieren manche Nutzer die Kontrolle? Risikofaktoren und Störungsmodelle der Internetsucht

5

Im Zusammenhang mit der Internetsucht wird das sogenannte Expositions-Prävalenz-Paradoxon diskutiert (vgl. Müller 2013): Im Jahre 2016 nutzen so gut wie alle Jugendlichen und ein Großteil der Erwachsenen das Internet zu Freizeitzwecken, viele davon auch durchaus intensiv. Gleichzeitig entwickelt aber nur ein kleiner Teil dieser Menschen eine Internetsucht. Daraus lässt sich folgern, dass die Hauptursache für Internetsucht nicht in den einzelnen Onlineaktivitäten zu vermuten ist, da es sonst deutlich mehr Betroffene gäbe. Allein die Existenz des Internets für dieses neuartige Suchtverhalten verantwortlich zu machen, wäre demnach zu kurz gegriffen, wobei gleichzeitig festzuhalten ist, dass einige Onlineaktivitäten bestimmte Charakteristiken aufweisen, die ein Suchtverhalten begünstigen können (vgl. Abschn. 5.1.1). Diese Charakteristiken stellen damit jedoch nur einen Faktor dar, der eine suchtartige Nutzung fördert.

Ein anderer, womöglich bedeutenderer Faktor, betrifft individuelle Merkmale des Nutzers, man spricht hier von individuellen Risikofaktoren, und auch sozialen Faktoren kommt Bedeutung zu. Diese Faktoren finden sich in der sogenannten Sucht-Trias wieder, einem übergreifenden Modell, das schon in den 1970er Jahren als maßgeblich für Abhängigkeitserkrankungen vermutet wurde (Kielholz und Ladewig 1973). Dieses besagt, dass Sucht als Produkt eines komplexen Wechselspiels von Merkmalen der Droge (bzw. des Verhaltens), des Konsumenten und des sozialen Umfelds aufzufassen ist.

© Springer Fachmedien Wiesbaden GmbH 2017
K.W. Müller, *Internetsucht,* essentials,
DOI 10.1007/978-3-658-16460-7_5

5.1   Welche Risikofaktoren der Internetsucht sind bekannt?

5.1.1   Spezifische Merkmale von Internetanwendungen

Das Risiko für eine Internetsucht variiert in Abhängigkeit davon, welche Onlineaktivitäten genutzt werden. Manche Onlineaktivitäten sind also mit einem höheren Suchtpotenzial assoziiert als andere. Bei der genauen Identifizierung suchtfördernder Merkmale hinkt die Forschung zwar noch hinterher, jedoch gibt es inzwischen zumindest einige Befunde zu sogenannten Bindungsfaktoren von Online-Computerspielen. Hier zeigt sich, dass gerade MMORPGs (Massive Multiplayer Online Role-Playing Games) und MOBAs (Multiplayer Online Battle Arena) offensichtlich Merkmale aufweisen, die eine eindrucksvolle Spielbindung erzeugen und somit ein höheres Suchtpotenzial aufweisen als andere Onlinespiele. Tab. 5.1 enthält eine Übersicht der bislang identifizierten Bindungsfaktoren, eine ausführliche Darstellung dieser Merkmale findet sich bei Müller (2013) sowie bei Bergmann und Hüther (2006).

Natürlich gibt es neben diesen spezifischen auch allgemeine Merkmale des Internets, die dysfunktionale Dynamiken begünstigen können. Hierzu zählen etwa die ständige Verfügbarkeit und ortsungebundene Zugänglichkeit, die Angebotsvielfalt, welche viele Patienten unabhängig voneinander als empfundene Unendlichkeit bezeichnen, sowie die relative Anonymität und – damit einhergehend – das subjektive Gefühl, aus einem sicheren Terrain heraus agieren zu können.

5.1.2   Merkmale des sozialen Umfelds und der Sozialisation

Unglücklicherweise sind Einflüsse des sozialen Umfelds und der Sozialisation Aspekte, über den wir derzeit noch mit Abstand am wenigsten wissen. Dennoch lassen sich auch hier einige Schlussfolgerungen aus allgemeinen sozialen Lerntheorien ableiten. Patienten mit Internetsucht berichten immer wieder, dass sie schon lebensgeschichtlich recht früh überwältigende emotionale Erfahrungen mit dem Konsum von Computerspielen oder elektronischen Unterhaltungsmedien gemacht haben und dass diese Art der Betätigung schon früh in ihrem Leben eine Art „sicheren Hafen" ausgemacht hat (Wölfling et al. 2011). Entsprechend ist von spezifischen Eigenheiten der Mediensozialisation auszugehen. Ein früher Umgang mit den neuen Medien, verbunden mit einem nur sporadischen elterlichen Monitoringverhalten und der verinnerlichten Haltung, dass Computerspiele

Tab. 5.1 Merkmale und ausgelöste motivationale Effekte von Online-Rollenspielen

Kurzbezeichnung	Inhaltliche Bedeutung
„Rollenspiel"	Das Abstreifen der eigenen Offline-Persönlichkeit und das Ausagieren ansonsten gehemmter Impulse
„Zugehörigkeit"	Das Erleben von Eingebundenheit in die virtuelle Gemeinschaft der Mitspieler, verbunden mit dem Gefühl, in diesem Verband eine soziale Rolle von zentraler Bedeutung auszufüllen
„Verpflichtung"	Das Verspüren einer überwertigen Notwendigkeit, für seine Mitspieler da zu sein, verbunden mit der überstark ausgeprägten Befürchtung, anderenfalls den Platz in der virtuellen Gemeinschaft zu verlieren
„Belohnung"	Das Erleben von konstanten, wenn auch nicht immer vorhersagbaren Belohnungsmomenten im Spiel. In diesem Zusammenhang nehmen intermittierende Verstärkerpläne, die der Programmierung des Spiels zugrunde liegen, eine wichtige Rolle ein
„Neugier"	Ein Gefühl starker sensorischer und kognitiver Stimulation, welche sich einerseits aus den Grafik- und Soundelementen von Spielen, andererseits aus der Weitläufigkeit und dem hohen Grad an Abwechslung der programmierten Spielewelten speist
„Wettbewerb"	Die Gelegenheit, sich mit Mitspielern zu messen, und die Möglichkeit, das Ergebnis dieser sozialen Vergleichsprozesse eindeutig rückgemeldet zu bekommen (z. B. über den Platz in Spielerranglisten)
„Monetarisierung"	

Anmerkung: Die dargestellten Faktoren basieren auf der verfügbaren Forschungsliteratur (z. B. Hsu et al. 2009; Dreier et al. 2016)

und andere Medien einen Zufluchtsort darstellen, der das Individuum vor Langeweile, Unsicherheit, Traurigkeit oder Frustration schützt, scheint einen späteren dysfunktionalen Umgang mit internetbasierten Aktivitäten vorherzusagen. Diese These wird teilweise durch Daten von Beobachtungsstudien an Kleinst- und Kleinkindern bestätigt (Dreier et al. 2014).

Neben diesen Sozialisationseffekten scheint sich das Risiko für Internetsucht auch dadurch zu erhöhen, dass Betroffene eine qualitativ schlechtere soziale Einbindung aufweisen. Soziale Isolation sowie Gefühle von Einsamkeit scheinen nicht nur die Folgen einer Internetsucht zu sein, sondern auch ursächliche Faktoren darzustellen (Lemmens et al. 2011).

Ähnliches lässt sich hinsichtlich der familiären Einbindung feststellen. Erste Studienergebnisse deuten an, dass die Qualität des Zusammenspiels zwischen

Familienmitgliedern, das Familienfunktionsniveau also, von Internetsüchtigen als deutlich defizitärer erlebt wird. Dies schließt auch den familiären Kommunikationsstil sowie die in der Familie erlebte Emotionalität mit ein (Liu und Kuo 2007; Yen et al. 2007).

5.1.3 Individuelle Merkmale des Nutzers – Risikofaktoren

Menschen unterscheiden sich nicht nur in ihren Lernerfahrungen, ihren Einstellungen und der erlebten Erziehung; sie sind auch hinsichtlich ihrer Persönlichkeit, die natürlich zum Teil durch die zuvor genannten Aspekte mitgeformt wird, verschieden.

Persönlichkeitsmerkmale (auch Traits genannt) sind ein wesentlicher Forschungsgegenstand der klinischen Psychologie, wenn es darum geht, Prädispositionen, also Faktoren, die die Anfälligkeit für bestimmte psychische Erkrankungen erhöhen (Risikofaktoren), zu identifizieren. Wie aus den obigen Überlegungen hervorgegangen sein dürfte, kommt derartigen Faktoren gerade bei der Internetsucht eine große Bedeutung zu. Entsprechend viele Forschungsarbeiten zu beinahe ebenso vielen einzelnen Traits wurden in den letzten Jahren veröffentlicht. Das ist zwar grundsätzlich begrüßenswert, jedoch muss man leider sagen, dass etliche dieser Arbeiten eher nach der Schrotschussmethode vorgehen. Diese Methode ist zwar nicht unbedingt schlecht – gerade bei ganz neuen Forschungsgebieten macht ihr Einsatz Sinn, um eine erste Orientierung im Feld zu erlauben; irgendwann allerdings sollte der Schrot durch präzisere und theoriegeleitete Ansätze ausgetauscht werden.

Gleichwohl wissen wir inzwischen, dass es tatsächlich Unterschiede in einigen Persönlichkeitsmerkmalen zwischen Menschen mit Internetsucht und solchen gibt, die das Internet ohne Probleme nutzen.

Die wohl größte Evidenz besteht für den Faktor Neurotizismus im Sinne deutlich erhöhter Neurotizismuswerte bei Menschen mit Internetsucht (Müller et al. 2014c; Kuss et al. 2013). Was versteht man darunter? Am besten umschrieben wird dieser Trait mit dem altbekannten Beispiel der zwei Menschen, die den Inhalt ein und desselben Glases entweder als halb voll oder eben halb leer beurteilen. Hoher Neurotizismus entspricht der „Halb-leer-Einschätzung", geht also mit einer pessimistischeren Selbst- und Weltsicht einher, mit höherer Ängstlichkeit, emotionaler Labilität sowie einer erhöhten Tendenz, Situationen als stressreich, bedrohlich und überfordernd zu bewerten. Sowohl unter Jugendlichen als auch unter Erwachsenen mit Internetsucht konnten erhöhte Werte in diesem Trait belegt werden, allerdings wissen wir auch, dass hoher Neurotizismus auch bei fast allen anderen psychischen Erkrankungen eine Rolle spielt (Malouff et al. 2005). Dies lässt darauf schließen, dass wir es hier mit einem allgemeinen Risikofaktor zu tun haben.

Spezifischer verhält es sich mit dem Trait Gewissenhaftigkeit (Müller et al. 2014; Stavropoulos et al. 2016). Verminderte Gewissenhaftigkeit steht in Zusammenhang mit Schwierigkeiten der Selbstorganisation, einem Hang zur Nachlässigkeit sowie der Tendenz, Ziele wenig systematisch und nachhaltig zu verfolgen. Verminderte Gewissenhaftigkeit konnte sowohl unter Jugendlichen als auch Erwachsenen mit Internetsucht, unabhängig vom Geschlecht, nachgewiesen werden und auch Vergleiche mit anderen Störungsbildern verdeutlichen, dass dieser Faktor offensichtlich spezifisch mit Internetsucht in Zusammenhang steht.

Der dritte Faktor betrifft verminderte Extraversion. Extraversion ist ein sehr heterogener Faktor und im Zusammenhang mit Internetsucht scheint insbesondere seine soziale Komponente eine Rolle zu spielen, also subjektiv eingeschätzte Schwierigkeiten, sich in sozialen Situationen zu bewähren, soziale Signale korrekt zu deuten und angemessen darauf zu reagieren. Soziale Unsicherheit und ein deutlich geringer ausgeprägtes interpersonelles Vertrauen finden sich überzufällig bei Menschen mit Internetsucht, insbesondere bei computerspielsüchtigen Patienten. Unter Jugendlichen scheinen diese Unterschiede weniger stark ausgeprägt zu sein als unter Erwachsenen und manche Studien deuten an, dass verminderte Extraversion wohl vor allem bei männlichen Betroffenen eine Rolle spielt.

Damit kommen wir direkt zu einer bislang nur selten beachteten Besonderheit: Anders als lange angenommen, entwickelt sich Persönlichkeit – und zwar nicht nur im Jugendalter, sondern über die gesamte Lebensspanne. Die Persönlichkeitsentwicklung folgt dabei einem bestimmten normativen Muster, vollzieht sich also nicht willkürlich. So nimmt zum Beispiel der Grad der Extrovertiertheit mit steigendem Lebensalter zu (z. B. Soto et al. 2011). Wir wissen auch – und nun wird es kompliziert – dass bestimmte psychische Erkrankungen, allen voran Abhängigkeitserkrankungen, mit einer Hemmung dieser Entwicklung einhergehen (z. B. Hicks et al. 2011). Extraversion muss also nicht zwingend ein Risikofaktor für Internetsucht sein; durch Internetsucht könnte ebenso gut ein eigentlich zu erwartender Wandel der Persönlichkeit in Richtung einer erhöhten Extraversion gehemmt werden.

Sie merken, dass man zu diesem Thema noch beliebig weiter ins Detail gehen könnte, was allerdings den Umfang dieses Buches sprengen würde. Eine ausführliche Diskussion der hier nur skizzierten Zusammenhänge findet sich in Müller (2013).

Bei individuellen Merkmalen fallen einem natürlich auch Unterschiede hinsichtlich soziodemografischer Faktoren ein. Und tatsächlich gibt es auch hier

Auffälligkeiten unter Betroffenen, zum Beispiel bezüglich des Lebensalters – ein jüngeres Lebensalter korreliert stärker mit Internetsucht. Allerdings ist dieser Umstand meiner Einschätzung nach eine reine Momentaufnahme und wohl der Tatsache geschuldet, dass jüngere Menschen eine größere Affinität zum Internet mitbringen als ältere. Ich wage zu prognostizieren, dass diese Altersunterschiede in zwanzig oder dreißig Jahren nicht mehr nachweisbar sein werden.

Auch das Geschlecht scheint bei der Internetsucht eine gewisse Rolle zu spielen, allerdings verschwinden in neueren Untersuchungen diese Unterschiede zunehmend. Unter Patienten, die sich wegen Internetsucht im Hilfesystem vorstellen, finden sich durchweg deutlich mehr Männer als Frauen (z. B. Beutel et al. 2011). Hingegen zeigt die epidemiologische Forschung, dass die Prävalenz der Internetsucht unter Frauen mittlerweile fast so hoch ausfällt wie unter Männern (Rumpf et al. 2013; Müller et al. 2014a). Woher die Diskrepanz zwischen klinischer Realität und epidemiologischer Forschung rührt, ist derzeit noch völlig unklar.

EXKURS: Neurobiologische Aspekte des Suchtverhaltens

Zur Internetsucht gibt es zahlreiche Studien, die unterschiedliche Bildgebungsmethoden (EEG, fMRT, PET) oder neuropsychologische Testverfahren einsetzen, um der Internetsucht zugrunde liegende Dynamiken abzubilden. Alles in allem unterstreichen die vorliegenden Studienergebnisse, dass Internetsucht den Abhängigkeitserkrankungen sehr ähnlich ist (vgl. die Übersicht von Kuss und Griffiths 2012).

Besonderheiten der Verarbeitung suchtassoziierter Reize, verminderte Verhaltenskontrolle, Defizite in spezifischen Entscheidungsfindungsprozessen und eine dysfunktionale Sensibilisierung des dopaminergen Belohnungssystems konnten häufig bei internetsüchtigen Patienten nachgewiesen werden und grenzen diese sowohl gegenüber gelegentlichen als auch Intensivnutzern ab (Dong et al. 2010; Han et al. 2012).

Aus den Befunden kann geschlossen werden, dass Betroffene schlechter Zusammenhänge zwischen dem Problemverhalten und daraus erwachsenden negativen Folgen in anderen Lebensbereichen erkennen, also weniger gut in der Lage sind, für sich den Problemcharakter des Verhaltens zu erkennen. Weiter lässt sich folgern, dass bestimmte Reize, die mit dem Konsum in Zusammenhang stehen, für Betroffene einen bestimmten Signalcharakter erhalten. Diese Signalfunktion äußert sich darin, dass die Wahrnehmung derartiger Reize zu einem starken Nutzungsdrang (Craving) führt, welchem der Betroffene gleichzeitig mit einer ungenügend ausgeprägten Verhaltenskontrolle begegnet. Die

Folge ist, dass das Suchtverhalten quasi automatisiert ausgeführt wird – auch wenn der Betroffene zuvor möglicherweise beschlossen hat, den Konsum zu reduzieren oder ganz auszusetzen. Dies bedeutet gleichzeitig, dass dem Betroffenen nicht geholfen ist, wenn andere Menschen den sicherlich gut gemeinten Rat geben, doch einfach weniger zu spielen oder zu surfen – auf rationaler Ebene wird der Betroffene dies vielleicht sogar nachempfinden können, jedoch hat Sucht eben nur ganz wenig mit rationalem Abwägen zu tun.

5.2 Störungsmodelle der Internetsucht

Um ein komplexes Phänomen wie die Internetsucht zu verstehen, ist es notwendig, einzelne Erkenntnisse in umfassendere Erklärungsmodelle zu integrieren. Derartige Modelle sind nicht nur für die Theorie wichtig, sie sind im Idealfall auch für die praktische Anwendung nützlich. So dienen sie im Rahmen der psychotherapeutischen Intervention dem Therapeuten zur besseren Einordnung des Klienten und können überdies zu Zwecken der Psychoedukation angewandt werden, um dem Patienten einen besseren Einblick in die Störungsentstehung zu gewähren. Ein weiteres Einsatzfeld liegt im Rahmen der Prävention und Frühintervention. Zu wissen, welche Personen eher suchtgefährdet sind, erlaubt es, zielgruppenspezifische Kampagnen (z. B. Aufklärung) und gegebenenfalls Interventionen (z. B. Trainings) zu entwickeln.

Zur Internetsucht existieren derzeit nur vereinzelte Vorschläge – mal mehr, mal weniger theoriegeleitet – für Störungsmodelle. Einen genaueren Überblick findet der interessierte Leser bei Müller (2013). Wir beschränken uns an dieser Stelle auf die kurze Darstellung eines Modells, das an den Ansatz von Wölfling et al. 2013 angelehnt ist (vgl. Abb. 5.1).

Wie ersichtlich, geht das Modell von einem dynamischen Zusammenspiel von Merkmalen des sozialen Umfelds und der Sozialisation, Merkmalen des Internets und personenspezifischen Faktoren aus. Letztere werden in biopsychosoziale Faktoren eingeteilt, umfassen also psychologische Komponenten, wie Persönlichkeitsmerkmale, aber auch eher biologische Prädispositionen (z. B. genetische Komponenten, wie etwa eine defizitäre Serotonin-Regulation, die vereinzelt bei Internetsucht nachgewiesen werden konnte; z. B. Lee et al. 2008). Diese Faktoren gliedern sich in allgemeine (erhöhter Neurotizismus) und internetsuchtspezifische Risikofaktoren (mangelnde Gewissenhaftigkeit, verminderte Extraversion).

Das Modell geht nun davon aus, dass die biopsychosozialen Faktoren das Risiko von wiederholten Konflikten mit der Umwelt erhöhen. Exemplarisch kann

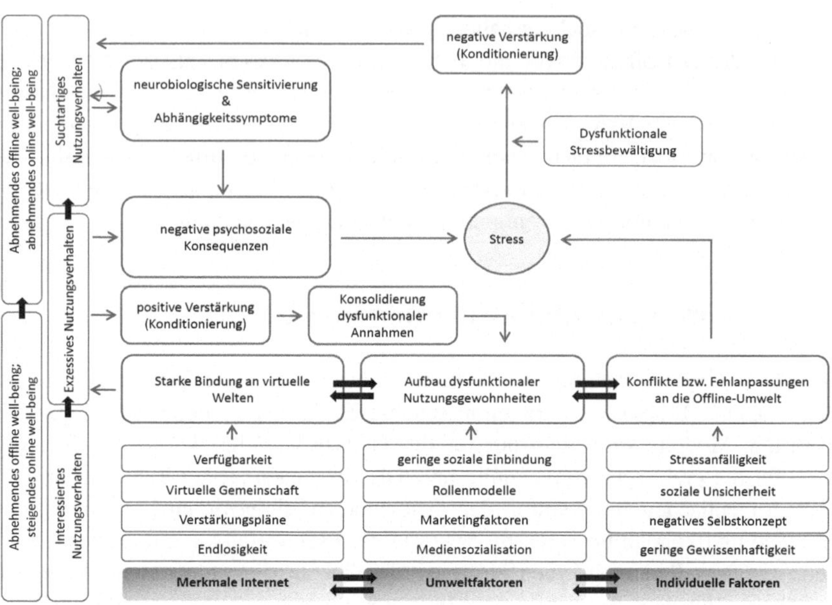

Abb. 5.1 Integratives Störungsbild der Internetsucht

man sich etwa vorstellen, dass erhöhter Neurotizismus dazu beiträgt, alltäglich auftretende kleinere Schwierigkeiten überzudramatisieren und unverhältnismäßig auf alle möglichen weiteren Situationen zu generalisieren. Aus diesen wiederholten Konflikten resultiert ein erhöhtes Stressniveau, welchem mit eher dysfunktionalen (also beispielsweise vermeidenden) Bewältigungsstrategien begegnet wird. Eine dieser Bewältigungsstrategien manifestiert sich womöglich in einer Verdrängung erlebter Probleme durch die Internetnutzung. Patienten berichten häufig, dass die problematisch genutzte Internetaktivität trotz allem eine beruhigende Wirkung auf sie ausübt und sie währenddessen alles andere aus dem Kopf verbannen können. Psychologisch gesehen haben wir es hier also mit der dysfunktionalen Grundannahme zu tun, dass das Internet Probleme, die man selbst nicht angemessen lösen kann, vergessen macht. Voraussetzung für die Ausbildung solcher Grundannahmen ist natürlich eine entsprechend vorausgegangene Lernerfahrung bzw. ungünstige Mediensozialisation. Je früher das Individuum lernt, dass insbesondere die Ablenkung durch Medienkonsum geeignet erscheint, Probleme und damit einhergehende negative emotionale Reaktionen auszublenden, desto eher bildet sich in diesem Zusammenhang eine stabile Verhaltenstendenz aus.

Wir sehen weiter, dass sich aus dieser Dynamik ein Teufelskreis entwickelt. Als Reaktion auf alltägliche Probleme und Stressoren steigert sich das Individuum in ein immer exzessiver werdendes Verhalten hinein, was seinerseits zu anderen Problemlagen (familiäre Konflikte, Leistungsabfall, zunehmende soziale Isolation) beiträgt und damit den empfundenen Stress erhöht. Gleichzeitig bringt sich der Betroffene durch die Fortführung dieser Verhaltensspirale um wichtige potenziell belohnende Lernerfahrungen. Durch den Rückzug aus sozialen Interaktionen nimmt er sich die Chance, hieraus vielleicht subjektiv nicht erwartete, aber gleichwohl durchaus wahrscheinliche positive Erfahrungen zu ziehen, durch die er wiederum seine dysfunktionalen Grundannahmen falsifizieren könnte.

Ab einem gewissen Punkt der Abhängigkeitsentwicklung beginnen auch die weiter oben skizzierten neurobiologischen Prozesse des Suchtgeschehens zu greifen. Es tritt zum Beispiel eine Sensibilisierung des Belohnungssystems ein. Dies lässt den Betroffenen erwarten, dass positive Erfahrungen nur noch durch das Suchtverhalten zu erlangen sind und andere, früher einmal als positive erlebte Verhaltensweisen wenig attraktiv erscheinen. Es kommt zu dem in Abschn. 2.1 beschriebenen Verhaltensautomatismus – das Verhalten wird allein auf Grundlage der Belohnungserwartung und nicht der tatsächlich erlebten Belohnung aufrechterhalten – und dem Aufbau eines Suchtgedächtnisses.

Ab einem bestimmten Punkt, so zumindest legt es die klinische Erfahrung mit Patienten nahe, ereignet sich etwas, das eine Chance bietet, den Teufelskreis zu durchbrechen: Während in früheren Stadien die Internetnutzung noch mit einem Gefühl des Wohlbefindens assoziiert war, schwindet dieser subjektive Zustand zunehmend und weicht dem Gefühl, wichtige Dinge für etwas geopfert zu haben, das sich nun als nicht mehr lohnenswert herausstellt. Dieser letzte Punkt ist derjenige, der aktuell zwar noch am wenigsten durch empirische Daten zu stützen ist, jedoch wird er von Menschen, die sich wegen Internetsucht in Behandlung begeben, überzufällig oft in dieser Art beschrieben (vgl. Wölfling et al. 2011).

Das Modell beinhaltet als weitere erklärende Komponente bestimmte motivationale Zustände, die durch spezifische Charakteristiken der suchtartig genutzten Anwendung befriedigt werden. An dieser Stelle wird jedoch sehr deutlich, dass es vernünftig erscheint, in derartige Modelle spezifische Faktoren einzuschließen, um unterschiedliche Varianten internetsüchtigen Verhaltens (z. B. Computerspielsucht, Online-Sexsucht etc.) zu definieren.

Wichtig ist auch die Erkenntnis darüber, dass Internetsucht Zeit braucht, um sich zu manifestieren. Das ist natürlich eine Chance, im Sinne der Frühintervention dysfunktionalen, jedoch noch nicht chronifiziert suchtartigen Nutzungstendenzen entgegenzuwirken, um Schlimmeres zu verhindern. Hiermit wären wir beim Thema des nächsten Kapitels.

Das Internet ist jetzt nun einmal da – Wie kann der Umgang damit funktional gestaltet werden? 6

Bei allem Gerede um die negativen Seiten, angefangen vom Schutz der Privatsphäre bis zu Cyberkriminalität, Cybermobbing und Internetsucht, sollten wir nicht vergessen, dass das Internet in all seinen Erscheinungsformen eigentlich da ist, um uns das Leben zu vereinfachen und es im besten Falle sogar um einige Aspekte zu bereichern. Das Internet hat also positive Seiten – Vorschläge der Regulierung im Sinne einer Prohibition, wie man sie teilweise antrifft, halte ich persönlich für wenig hilfreich. Warum nicht stattdessen die positiven Seiten des Internets im alltäglichen Umgang damit betonen und bei Jugendlichen rechtzeitig die Fähigkeit zum funktionalen Umgang damit fördern?

Es gibt unzählige Ratgeber zur Medienerziehung und zur individuell verträglichen Gestaltung des eigenen Konsums; Lifestyle-Begriffe, wie Digital Detox und Co. machen die Runde. Es ist natürlich erst einmal begrüßenswert, dass sich so viele Menschen über dieses Thema Gedanken machen, aber bisweilen läuft man doch Gefahr, sich im Dickicht der teils ganz widersprüchlichen guten Ratschläge zu verstricken.

Speziell im Hinblick auf Internetsucht muss klipp und klar festgehalten werden, dass es nicht die Goldene Regel schlechthin gibt, deren Beherzigung mit einer hundertprozentigen Gewissheit der Verhinderung internetsüchtigen Verhaltens einhergeht. Prävention hat eben immer auch eine stark individuelle Ausrichtung nötig.

Das soll aber nicht darüber hinwegtäuschen, dass es durchaus ratsam ist, einigen Punkten Beachtung zu schenken. Und das gilt insbesondere für die Zielgruppe der Kinder und Jugendlichen – Mediensozialisation ist hier das Stichwort. Kinder wachsen heutzutage in einer Welt auf, in der das Internet einen selbstverständlichen Platz hat, weswegen sie bisweilen als Digital Natives bezeichnet werden. Es ist klar, dass die virtuelle Wunderwelt eine starke Anziehungskraft

© Springer Fachmedien Wiesbaden GmbH 2017
K.W. Müller, *Internetsucht*, essentials,
DOI 10.1007/978-3-658-16460-7_6

auf sie ausübt – wann hatten Digital Imigrants denn jemals ein Spielzeug, dass sozusagen jedes Spielzeug in einem war? Gerade Computerspiele, die es mittlerweile für alle Altersklassen gibt, sogar für Säuglinge, stehen hier natürlich hoch im Kurs. Daran ist auch grundsätzlich wenig zu bemängeln, jedoch sollte man sich vor Augen führen, dass elektronische Unterhaltungsprodukte, wie etwa Computerspiele, anderen Aktivitäten gegenüber immer einen entscheidenden Vorteil haben: Sie sind quasi jederzeit und überall verfügbar und man benötig so gut wie keine Anstrengung, um sich ihrer Wirkung hinzugeben. Hingegen bedarf es durchaus der Anstrengung, wenn ein 14-Jähriger vielleicht an einem Tag Lust darauf hat, Fußball zu spielen (also offline, mit richtigen, physisch greifbaren Mitspielern). Dann steht er vor einer ganzen Reihe von Hürden. Mal davon abgesehen, dass es nicht gerade an jeder Ecke einen Fußballplatz gibt, muss er auch zusehen, dass er genügend Mitspieler motivieren kann, und sich mit ihnen auf eine Zeit einigen. Er muss sich natürlich auch seine Fußballsachen zusammensuchen und sich auf den Weg zum Spielort machen. Das sind etliche Voraussetzungen mehr, als sich für ein Online-Fußballteam anzumelden, sich bequem auf die Couch zu setzen und von dort per Joypad an einem Spiel teilzunehmen. Dennoch lohnt es sich natürlich, den organisatorischen Aufwand in Kauf zu nehmen. Den Ball am Fuß zu spüren, die Umwelt mit allen Sinnen wahrzunehmen, auch mal physisch gegen einen Mitspieler zu rempeln, sich körperlich anzustrengen, womöglich mit einem Tor belohnt zu werden und dafür wiederum von den Mitspielern gefeiert zu werden sind Erfahrungen, die (noch) über ein virtuelles Spiel hinausgehen. Und die für die Entwicklung eines Jugendlichen wichtig sind.

Ich will damit verdeutlichen, dass nichts Schlechtes daran ist, wenn ein Jugendlicher gerne am PC oder an der Konsole ein Fußballspiel spielt. Er sollte aber unbedingt die Erfahrung gemacht haben, dass das Spielen an der Konsole die eine Sache ist und das Spielen in der physischen Umwelt eine andere, die vielleicht mit mehr Anstrengung, dafür aber auch mit einer intensiveren Erfahrung an sich verbunden ist. Es ist ja nicht verboten, dass Jugendliche die virtuellen Welten aufregend finden – wer kann es ihnen verdenken? Es ist aber eben wichtig, eine Balance zu schaffen und ein Bewusstsein bei Jugendlichen zu fördern, dass auch die Welt da draußen nicht nur aus schulischen Pflichten, Ärgernissen und Gefahren besteht, sondern sich ein Engagement in ihr lohnt und Bedürfnisse befriedigt, an die das Virtuelle nicht heranreicht.

Meiner Erfahrung nach sind Eltern häufig dahin gehend unsicher, wie viel Zeit das Kind in der Freizeit mit Internetaktivitäten verbringen darf, ohne dass sich daraus negative Folgen ergeben. Auch wenn ich manchmal, ich gebe es zu, versucht bin, dem nachvollziehbaren Wunsch nach konkreten Empfehlungen nachzugeben und irgendeine Zahl zu nennen, gelingt es mir doch bisher immer, mich zusammenzureißen. Verbindliche Nutzungszeiten gibt es nun einmal nicht, sondern lediglich unverbindliche Richtlinien.

Ganz grundsätzlich raten Fachgesellschaften, so etwa die American Academy of Pediatrics (AAP 2011), dass die Faustregel „weniger ist mehr" für Kinder unter drei Jahren gelten sollte. Diese Forderung, den Konsum von Bildschirmmedien in diesem Alter möglichst auf Sparflamme zu halten, ist auf Befunden gegründet, die eine Beeinträchtigung der Entwicklung emotionaler und kognitiver Fähigkeiten durch den Konsum elektronischer Medien in dieser Altersstufe nachgewiesen haben (z. B. Christakis 2009; Zimmerman und Christakis 2005).

Für das spätere Lebensalter ergibt sich natürlich erneut die Frage, wie viel Onlinezeit angemessen ist. Zur Orientierung kann man sich bei Jugendlichen an den Ergebnissen der jährlich veröffentlichten KIM- und JIM-Studien (Feierabend et al. 2015), die als freier Download abrufbar sind, orientieren. Hier finden sich durchschnittliche Nutzungszeiten des Internets in der Freizeit der zumeist etwa 1000 Befragten, geschichtet nach verschiedenen Altersstufen. Es sollte dabei im Hinterkopf behalten werden, dass die hier zu findenden Zeiten natürlich nicht mehr als grobe Richtwerte darstellen. Wenn Sie der Ansicht sind, dass Ihr Kind die in Abschn. 5.1.3 angeführten Risikofaktoren für eine Internetsucht erfüllt, sollte eine genauere Regulierung des Nutzungsumfangs umgesetzt werden.

Auch darüber hinaus sollte der Medienkonsum bei Kindern möglichst nicht der zentrale Lebensinhalt sein. Hintergrund ist, dass Kinder dieses Alters schlicht Wichtigeres zu tun haben, als sich vornehmlich mit Virtuellem zu befassen. In dieser entwicklungssensitiven Zeit werden die Grundpfeiler für eine ganze Reihe elementar wichtiger Kompetenzen, die durch Lernerfahrungen mit der physischen Umwelt geformt werden, herausgebildet. Dazu zählen die Aneignung sozialer Kompetenzen, die Prägung emotionaler Regulationsfähigkeit und Impulskontrolle. Das Kind erlebt automatisch einen starken, aber weitgehend ungerichteten, Drang, seine Umwelt zu explorieren. Wenn sich diese Motivation hauptsächlich in der Exploration virtueller Lebenswelten erschöpft, steht sie an anderer Stelle nicht mehr in hinreichendem Umfang zur Verfügung.

Nicht, dass an dieser Stelle Missverständnisse aufkommen: Der Einsatz von (internetbasierten) Medien im Kindesalter sollte kein pädagogisches Tabu darstellen! Die Literatur zeigt, dass Kleinkinder von bestimmten medialen Inhalten profitieren können (Anderson et al. 2001). Auch in Sachen Suchtentwicklung passiert nichts, wenn sich das Kind einmal mit einem Tablet oder einer Spielkonsole befasst. Wichtig ist nur, dass dieses Verhalten nicht zu einer sehr regelmäßigen Praktik wird und dem Kind genügend Raum gegeben wird, sich mit alternativen Betätigungen auseinanderzusetzen.

Auch sollten elektronische Medien möglichst nicht als Belohnung eingesetzt werden; hierdurch erhalten diese nur eine nochmals überhöhte Wertigkeit. Vielmehr sollte Belohnung zum Beispiel dann erfolgen, wenn das Kind aus eigenem Antrieb heraus den Medienkonsum beendet und sich anderen Freizeitaktivitäten zuwendet.

Im weiteren Verlauf (späte Kindheit, frühes Jugendalter) sollten dem Kind mehr Freiräume zur Mediennutzung zugestanden werden, es sollte jedoch ein angeleiteter Konsum erfolgen, d.h., das Kind sollte nicht mit der Mediennutzung alleingelassen werden. Das heißt nicht, dass ein Elternteil während der Mediennutzung stets präsent sein muss (denn dies hätte wenig mit dem Gewähren von Freiraum im eigentlichen Sinne zu tun). Es sollte aber in jedem Fall ein Austausch zwischen Eltern und Kind hinsichtlich der genutzten Medieninhalte stattfinden.

Von übergeordneter Bedeutung ist, dass das Kind in dieser Entwicklungsphase Nutzungsregeln verinnerlicht. In Bezug auf den allgemeinen Medienumgang ist das ja auch nichts Neues: Den meisten von uns war als Kind ja auch klar, dass es nicht okay ist, mal eben um zwei Uhr morgens aus dem Bett aufzustehen und sich vor den Fernseher zu setzen, richtig? Je früher konkrete Umgangsregeln in dieser Phase verinnerlicht werden, desto höher wird die Impulskontrolle in späteren Jahren bei der Mediennutzung ausfallen – und dies erspart Kummer und Nerven.

Unterstützend können hier Nutzungsverträge ausgearbeitet werden, die unter anderem Art und Umfang des Konsums festlegen und eine Laufzeit beinhalten. Darüber hinaus sollten sich Eltern darüber bewusst sein, dass ihr eigenes Mediennutzungsverhalten Teil der impliziten Lernvorgänge des Kindes ist. Im Sinne des Prinzips des Modelllernens wird das Kind sich also auch anhand der Beobachtung der Eltern implizite Nutzungsmuster erwerben.

Wie bereits mehrfach angemerkt, beschränkt sich Internetsucht nicht auf das Jugendalter, im Gegenteil. In der Jugend werden zwar wesentliche Grundsteine für ein Suchtverhalten gelegt, die eigentliche Symptomatik prägt sich häufig aber erst im jungen Erwachsenenalter in vollem Umfang aus. Somit sollte auch im Erwachsenenalter, insbesondere in Phasen des Umbruchs und den damit zusammenhängenden Gefühlen von Unsicherheit und der psychosozialen Anpassung, besonderes Augenmerk auf das eigene Nutzungsverhalten gerichtet werden. Sowohl im Jugend- wie auch im Erwachsenenalter empfehlen sich hierzu mediale Auszeiten. Warum nicht einen Tag in der Woche festlegen, an dem die private Internetnutzung, egal ob über den PC oder das Smartphone, aussetzt? Solche Auszeiten helfen nicht nur, den bisweilen empfundenen „Digitalen Stress" zu reduzieren, sie verschaffen uns auch geistigen Raum, um den Blick einmal wieder auf andere Dinge des Lebens zu richten.

Das Kind aus dem Brunnen ziehen – Beratungs- und Behandlungsansätze bei Internetsucht

7.1 Problemerkennung vor Behandlung

Zu erkennen, dass überhaupt ein Problem vorliegt, stellt die wesentliche Voraussetzung für die Einleitung jedweder Behandlung dar. Klingt logisch, ist aber keineswegs selbstverständlich, denn wir wissen, dass die Problemeinsicht und die damit verbundene Behandlungsmotivation bei Betroffenen Zeit braucht. Oftmals sind es daher zunächst die Angehörigen, denen auffällt, dass etwas nicht stimmt. Doch auch für Außenstehende erschließt sich der Kern der Problematik nicht unbedingt sofort, weswegen in Kap. 4 auch so viel Wert auf die Darstellung der Erkennungsmerkmale einer Internetsucht gelegt wurde. Diese liegt nämlich oft versteckt hinter allgemeinen Leistungsdefiziten, Prokrastination, allgemeiner Lustlosigkeit, Vermeidungsverhalten oder auch depressiven Symptomen.

Falls ein Verdacht auf Internetsucht besteht, ergibt sich die nächste Schwierigkeit: Das Gespräch mit dem Betroffenen sollte nun gesucht werden und dabei sollte man als Außenstehender möglichst nicht erwarten, dass man offene Türen einrennt. Gerade Jugendliche mit einer problematischen Internetnutzung zeigen sich zunächst oft unzugänglich für die Problematik, Erwachsene aber durchaus auch. Man sollte sich also vergegenwärtigen, dass ein einziges Gespräch die Situation selten klären wird, und sich von einem Misserfolg nicht entmutigen lassen, sondern immer wieder aktiv das Gespräch suchen. Als Angehöriger kann man sich beispielsweise bei spezifischen Angehörigenberatungen, Familienberatungen oder auch Selbsthilfegruppen Unterstützung holen. Allgemeingültige und in jedem Fall wirksame Methoden zum Motivationsaufbau gibt es zwar nicht, aber zusätzliche Tipps finden sich zum Beispiel in der weiterführenden Literatur (z. B. Müller 2013; Bilke-Hentsch et al. 2014).

© Springer Fachmedien Wiesbaden GmbH 2017
K.W. Müller, *Internetsucht*, essentials,
DOI 10.1007/978-3-658-16460-7_7

7.2　Die richtige Behandlung finden

In Deutschland existieren inzwischen ganz unterschiedliche Angebote für Personen mit einem problematischen bzw. suchtartigen Nutzungsverhalten, sowohl für Kinder- und Jugendliche, als auch Erwachsene. Auch stehen verschiedene Beratungs- und Behandlungssettings zur Verfügung, deren Indikation sich nach dem Schweregrad des Problems richtet. Bei einem problematischen, jedoch noch klar von einem Suchtverhalten abgrenzbaren Konsum stehen mancherorts Frühinterventionsprogramme zur Verfügung. Das Aufsuchen einer ambulanten psychosozialen Beratung empfiehlt sich hingegen, wenn bereits Anzeichen eines suchtartigen Konsums vorliegen, der Betroffene jedoch noch eine gewisse Kontrolle über den Konsum ausüben kann und zudem über psychosoziale Ressourcen (z. B. Anbindung an die Schule, Ausbildung, Studium oder Beruf, soziales Netz) verfügt. Ist das Problemausmaß schon stärker ausgeprägt, stehen ambulante Psychotherapien in zumeist spezialisierten klinischen Einrichtungen zur Verfügung. Bei Betroffenen mit einem fortgeschrittenen Suchtverhalten oder früheren erfolglosen Behandlungsversuchen sollte eine stationäre Rehabilitation ins Auge gefasst werden.

Die größte Schwierigkeit für Betroffene besteht häufig darin, regionale Ansprechpartner für diese doch sehr spezielle und noch immer nicht überall bekannte Problematik zu finden. Auf's Geratewohl den Kontakt zu einem niedergelassenen Psychotherapeuten zu suchen, wird nicht unbedingt weiterhelfen. Erstens fühlt sich nicht jeder Psychotherapeut ausreichend für die Behandlung von Verhaltenssüchten geschult, zweitens stellt sich hier auch leider die Kostenfrage. Die Weltgesundheitsorganisation (WHO) hat Internetsucht bislang noch nicht als Störungsbild anerkannt und damit gibt es derzeit keine garantierte Kostenübernahme für eine etwaige Behandlung seitens der Versicherungsträger. Es bleibt somit zu hoffen, dass die Veröffentlichung des für Europa gültigen Klassifikationssystems ICD (International Statistical Classification of Diseases and Related Health Problems) in seiner elften Fassung eine entsprechende Diagnose enthalten wird.

Bis dahin haben wir aber leider keine flächendeckende Behandlungslandschaft für Internetsucht. Vielerorts sind allerdings mittlerweile Beratungsstellen, die sich vornehmlich mit anderen Suchterkrankungen befassen, in der Beratung für Verhaltenssüchte bewandert oder können entsprechende Ansprechpartner nennen. Daneben weisen auch immer mehr Kliniken Spezialsprechstunden oder spezialisierte Behandlungsangebote für Internetsucht auf. Und natürlich – wir erinnern uns, das Internet hat auch eindeutig positive Seiten – finden sich auch online entsprechende Kontakte (z. B. unter der Webseite des Fachverbands Medienabhängigkeit e. V.).

7.3 Inhalte einer Behandlung

Leider ist unser Wissen darum, welche therapeutischen Maßnahmen bei Internetsucht helfen, derzeit noch begrenzt – es gibt einfach zu wenige gute Behandlungsstudien (vgl. King et al. 2011). Immerhin lässt sich die vorsichtige Einschätzung treffen, dass sich Internetsucht vergleichsweise gut behandeln lässt, vorausgesetzt, das Problem wird rechtzeitig erkannt (Winkler et al. 2013).

Da Internetsucht mit einer hohen Rate an psychischen Begleiterkrankungen einhergehen kann (Muller et al. 2014b; Carli et al. 2012), erfolgt in der Regel vor der Behandlungsindikation eine ausführliche Diagnostik. Hier wird festgestellt, ob die Internetsucht das primäre Problem darstellt oder eher ein Symptom einer anderen Erkrankung, wie z. B. einer Depression, Angsterkrankung oder – bei Jugendlichen – einer ADHS ist.

Die Diagnostik soll auch Einblicke in die konkrete Form des internetsüchtigen Verhaltens erlauben. Hier wird eingeschätzt, in Bezug auf welche Onlineaktivitäten suchttypische Symptome wie Kontrollverlust und Eingenommenheit zu verzeichnen sind, was eine wichtige Grundlage für die auszuarbeitenden therapeutischen Ziele darstellt. Das übergeordnete Therapieziel sieht nämlich nicht vor, dass sich der Patient eine Abstinenz von jedweder Internetnutzung auferlegt, er soll vielmehr den Weg in eine funktionale Nutzung zurückfinden. Je nachdem, zu welchem Ergebnis die Anamnese in Bezug auf Schweregrad, Chronifizierung und Ausmaß des Kontrollverlusts führt, kann es zu diesem Zweck erforderlich sein, eine komplette Abstinenz gegenüber der konkreten Problemanwendung (z. B. Online-Computerspiele; suchtartige Nutzung von sozialen Netzwerken) zu veranlassen. Die Nutzung anderer Internetanwendungen ist davon nicht betroffen, jedoch kann eine eingehende Mediennutzungsanamnese unter Umständen darüber Aufschluss geben, ob auch andere Onlineaktivitäten für den Betroffenen ein Gefährdungspotenzial darstellen.

In der Therapie selbst steht meist auch die Entwicklung eines individuellen Störungsmodells im Zentrum. Durch die Analyse verschiedener Entwicklungsschritte, die zu einer Sucht geführt haben, damit verbundener Prädispositionen und wichtiger Lernerfahrungen kann man dem Patienten das Problemverhalten greifbar machen und im Sinne der Rückfallprophylaxe Strategien entwickeln, um die Aufrechterhaltung der Abstinenz zu erleichtern (z. B. durch das Einüben alternativer Stressbewältigungsstrategien).

Auch dienen derartige Analysen dazu, dem Suchtverhalten wichtige Grundlagen zu entziehen. Wir erinnern uns, wie in Abschn. 5.1.3 verschiedene individuelle Risikofaktoren vorgestellt wurden. Natürlich macht es Sinn, genau hier therapeutisch und individualisiert anzusetzen. Dem einen Patienten mögen etwa Stressbewältigungstrainings helfen, um in beanspruchenden Situationen besser bestehen zu können. Ein anderer Patient, bei dem eine ausgeprägte soziale Unsicherheit vorliegt, profitiert hingegen eher von einem sozialen Kompetenztraining.

Für die Psychotherapie der Internetsucht gibt es mittlerweile eine ganze Reihe von veröffentlichten Manualen und entsprechend Programme mit unterschiedlichen Vorgehensweisen (z. B. Wölfling et al. 2013; Bilke-Hentsch et al. 2014). Ein detaillierter Überblick findet sich hierzu auch bei Müller (2013, S. 138 ff.).

Was Sie aus diesem *essential* mitnehmen können

- Internetsucht ist keine Modeerscheinung, sondern eine psychische Erkrankung, die dramatische Auswirkungen auf das Leben des Betroffenen ausübt, Leidensdruck hervorbringt und die in der Regel eine Behandlung erfordert.
- Anzeichen einer Suchtproblematik sind exzessive Nutzungszeiten, die andere Lebensbereiche verdrängen, vom Betroffenen nicht mehr angemessen kontrolliert werden können, einen Interessenverlust zur Folge haben und für den Betroffenen mit negativen Konsequenzen in Verbindung stehen.
- Etwa 1–4 % der Gesamtbevölkerung in Deutschland erfüllt die Kriterien einer Internetsucht – ein Suchtverhalten ist somit im Vergleich zu einer gesunden und funktionalen Nutzung die Ausnahme. Bestimmte Risikofaktoren, wie Stressbelastung und soziale Unsicherheit, können den Grad der Gefährdung erhöhen.
- In Deutschland existieren mittlerweile immer mehr und immer vielfältigere beratungs- und psychotherapeutische Behandlungsangebote für Betroffene und deren Angehörige

© Springer Fachmedien Wiesbaden GmbH 2017
K.W. Müller, *Internetsucht*, essentials,
DOI 10.1007/978-3-658-16460-7

Literatur

Alonso, J., Petukhova, M., Vilagut, G., Chatterji, S., Heeringa, S., Ustun, T. B., et al. (2011). Days out of role due to common physical and mental conditions: Results from the WHO World Mental Health surveys. *Molecular Psychiatry, 16*(12), 1234–1246.

American Academy of Pediatrics. (2011). Policy statement. Media use by children younger than 2 years. *Council on Communications and Media. Pediatrics, 128,* 1040–1045.

American Psychiatric Association (Hrsg.). (2013). *Diagnostic and statistical manual of mental disorders* (5. Aufl.). Arlington: American Psychiatric Publishing.

Anderson, D. R., Huston, A. C., Schmitt, K. L., Linebarger, D. L., Wright, J. C., & Larson, R. (2001). Early childhood television viewing and adolescent behavior: The recontact study. *Monographs of the Society for Research in Child Development, 66*(1), I–VIII. 1–147.

Bergmann, W., & Hüther, G. (2006). *Computersüchtig.* Düsseldorf: Walter Verlag.

Beutel, M. E., Hoch, C., Wölfling, K., & Müller, K. W. (2011). Klinische Merkmale der Computerspiel- und Internetsucht am Beispiel der Inanspruchnehmer einer Spielsuchtambulanz. *Zeitschrift für Psychosomatische Medizin und Psychotherapie, 57,* 77–90.

Bilke-Hentsch, O., Wölfling, K., & Batra, A. (2014). *Praxisbuch Verhaltenssucht – Symptomatik, Diagnostik und Therapie bei Kindern, Jugendlichen und Erwachsenen.* Stuttgart: Thieme.

Bischof, G., Bischof, A., Meyer, C., John, U., & Rumpf, H.-J. (2013). Prävalenz der Internetabhängigkeit – Diagnostik und Risikoprofile (PINTA-DIARI). Kompaktbericht. http://drogenbeauftragte.de/fileadmin/dateien-dba/DrogenundSucht/Computerspiele_Internetsucht/Downloads/PINTA-DIARI-2013-Kompaktbericht.pdf. Zugegriffen: 2. Sept. 2014.

Böning, J. (2007). Neurobiologische Perspektiven für die Suchtforschung und -behandlung am Beispiel des „Suchtgedächtnisses". Die Zukunft der Suchtbehandlung – Trends und Prognosen. *Schriftenreihe des Fachverbands Sucht e. V., 25,* 274–281.

Carli, V., Durkee, T., Wasserman, D., Hadlaczky, G., Despalins, R., Kramarz, E., Wasserman, C., Sarchiapone, M., Hoven, C. W., Brunner, R., Kaess, M. (2012). The association between pathological internet use and comorbid psychopathology: A systematic review. *Psychopathology, 46,* 1–13.

© Springer Fachmedien Wiesbaden GmbH 2017
K.W. Müller, *Internetsucht,* essentials,
DOI 10.1007/978-3-658-16460-7

Chang, F. C., Chiu, C. H., Lee, C. M., Chen, P. H., & Miao, N. F. (2014). Predictors of the initiation and persistence of Internet addiction among adolescents in Taiwan. *Addictive Behaviors, 39,* 1434–1440.

Christakis, D. A. (2009). The effects of infant media usage: What do we know and what should we learn? *Acta Paediatrica, 98*(1), 8–16.

Dreier, M., Chaudron, S., Beutel, M. E., Schaack, C., Müller, K. W., & Wölfling, K. (2014). Young children (0–8) and digital technology. A qualitative exploratory study – national report – Germany. Outpatient clinic for computer game and internet addictive behaviour mainz/clinic and polyclinic for psychosomatic medicine and psychotherapy at the university medical center of the johannes gutenberg-university mainz, mainz: Young children (0–8) and digital technology. www.verhaltenssucht.de.

Dreier, M., Wölfling, K., Duven, E., Giralt, S., Beutel, M. E., & Müller, K. W. (2016). Free-to-play: About addicted Whales, at risk Dolphins and healthy Minnows. Monetarization design and Internet Gaming Disorder. Addictive Behaviors, [epub ahead of print]. doi: 10.1016/j.addbeh.2016.03.08.

Durkee, T., Kaess, M., Carli, V., Parzer, P., Wasserman, C., Floderus, B., Brunner, R. (2012). Prevalence of pathological internet use among adolescents in Europe: Demographic and social factors. *Addiction, 107*(12), 2210–2222.

Evers-Wölk, M., & Opielka, M. (2016). *Neue elektronische Medien und Suchtverhalten* (Arbeitsbericht Nr. 166). Endbericht zum TA-Projekt, Büro für Technikfolgen-Abschätzung beim Deutschen Bundestag (TAB).

Feierabend, S., Plankenhorn, T., & Rathgeb, T. (2014). Jugend, Information,(Multi-) Media. Basisstudie zum Medienumgang 12-19-Jähriger in Deutschland [Internet]., November 2014 [zitiert am 07.02.2015]. http://www.mpfs.de/fileadmin/JIM-pdf15/JIM_2015.pdf.

Frascella, J., Potenza, M. N., Brown, L. L., & Childress, A. R. (2010). Sgared brain vulnerabilities open the way for nonsubstance additcions: Carving addiction at a new joint? *Annals of the New York Academy of Sciences, 1187,* 294315.

Gebsattel, V. E. von. (1954). *Prolegomena einer medizinischen Anthropologie.* Berlin: Springer.

Gentile, D. A., Choo, H., Liau, A., Sim, T., Li, D., Fung, D., Khoo, A. (2011). Pathological video game use among youths: A two-year longitudinal study. *Pediatrics, 127,* 318330.

Goldberg, I. (1995). Internet addiction disorder. http://www.cog.brown.edu/brochure/people/duchon/humor/internet.addiction.html.

Griffiths, M., Van Rooij, A. J., Kardefeldt-Winther, D., Starcevic, V., Király, O., Palleson, S., Müller, K. W., Dreier, M., Carras, M., Prause, N., King, D. L., Aboujaoude, E., Kuss, D. J., Pontes, H. M., Fernandez, O. L., Nagygyorgy, K., Achab, S., Billieux, J., Quandt, T., Carbonell, X., Ferguson, C., Hoff, R. A., Derevensky, J., Haagsma, M., Delfabbro, P., Coulson, M., Hussain, Z., & Demetrovics, Z. (2014). Working towards an international consensus on criteria for assessing internet gaming disorder: A critical commentary on Petry et al. *Addiction, 111*(1), 167–175.

Grüsser, S. M., & Thalemann, C. N. (2006). *Verhaltenssucht – Diagnostik, Therapie, Forschung.* Bern: Huber.

Han, D. H., Lyoo, I. K., & Renshaw, P. F. (2012). Differential regional gray matter volumes in patients with on-line game addiction and professional gamers. *Journal of Psychiatric Research, 46*(4), 507–515.

Hicks, B. M., Durbin, C. E., Blonigen, D. M., Iacono, W. G., & McGue, M. (2011). Relationship between personality change and the onset and course of alcohol dependence in young adulthood. *Addiction, 107,* 540–548.

Hille, A., Arnold, A., & Schupp, J. (2013). Freizeitverhalten Jugendlicher: Bildungsorientierte Aktivitäten spielen eine immer größere Rolle. *DIW Wochenbericht, 80*(40), 15–25.

Hsu, S. H., Wen, M. H., & Wu, M. C. (2009). Exploring user experience as predictors of MMORPG addiction. *Computers & Education, 53,* 990999.

Kielholz, P., & Ladewig, D. (1973). *Die Abhängigkeit von Drogen.* München: Lehmann.

King, D. L., Delfabbro, P. H., & Griffiths, M. D. (2011). Assessing clinical trials of Internet addiction treatment: A systematic review and CONSORT evaluation. *Clinical Psychology Review, 31*(7), 11101116.

Ko, C. H., Yena, J.-Y., Chen, S.-H., Yang, M.-J., Lin, H.-C., & Yen, C.-F. (2009). Proposed diagnostic criteria and the screening and diagnosing tool of Internet addiction in college students. *Comprehensive Psychiatry, 50,* 378–384.

Ko, C.-H., Hsiao, S., Liu, G.-C., Yen, J.-Y., Yang, M.-J., & Yen, C.-F. (2010). The characteristics of decision making, potential to take risks, and personality of college students with Internet addiction. *Psychiatry Research, 175,* 121–126.

Ko, C. H., Yen, J. Y., Chen, S. H., Wang, P. W., Chen, C. S., & Yen, C. F. (2014). Evaluation of the diagnostic criteria of Internet gaming disorder in the DSM-5 among young adults in Taiwan. *Journal of Psychiatric Research, 53,* 103–110.

Kuss, D. J., & Griffiths, M. D. (2012). Internet and gaming addiction: A systematic literature review of neuroimaging studies. *Brain Sciences, 2*(3), 347374.

Kuss, D. J., Griffiths, M. D., & Binder, J. F. (2013). Internet addiction in students: Prevalence and risk factors. *Computers in Human Behavior, 29,* 959–966.

Lee, Y. S., Han, D. H., Yang, K. C., Daniels, M. A., Na, C., Kee, B. S., Renshaw, P. F. (2008). Depression like characteristics of 5HTTLPR polymorphism and temperament in excessive internet users. *Journal of Affective Disorders, 109,* 165–169.

Liu, C. Y., & Kuo, F. Y. (2007). A study of internet addiction through the lens of the interpersonal theory. *CyberPsychology & Behavior, 10*(6), 799804.

Malouff, J. M., Thorsteinsson, E. B., & Schutte, N. S. (2005). The relationship between the five-factor model of personality and symptoms of clinical disorders: A meta-analysis. *Journal of Psychopathology and Behavioral Assessment, 27*(2), 101–104.

Moffitt, T. E. (1993). Adolescent-limited and life-course persistent antisocial behavior: A developmental taxonomy. *Psychological Review, 100*(4), 674701.

Müller, K. (2013). *Spielwiese Internet. Sucht ohne Suchtmittel.* Heidelberg: Springer Spektrum.

Müller, K. W., Glaesmer, H., Brähler, E., Wölfling, K., & Beutel, M. E. (2014a). Internet addiction in the general population. Results from a German population-based survey. *Behaviour & Information Technology, 33,* 757–766.

Müller, K. W., Beutel, M. E., & Wölfling, K. (2014b). A contribution to the clinical characterization of Internet Addiction in a sample of treatment seekers: Validity of assessment, severity of psychopathology and type of co-morbidity. *Comprehensive Psychiatry, 55*(4), 770–777.

Müller, K. W., Beutel, M. E., Egloff, B., & Wölfling, K. (2014c). Investigating risk factors for Internet Gaming Disorder: A comparison of patients with addictive gaming, pathological gamblers and healthy controls regarding the Big Five personality traits. *European Addiction Research, 20*(3), 129–136.

Müller, K. W., Janikian, M., Dreier, M., Wölfling, K., Beutel, M. E., Tzavara, C., Richardson, C., Tsitsika, A. (2015). Regular gaming behavior and Internet Gaming Disorder in European adolescents: Results from a cross-national representative survey of prevalence, predictors and psychopathological correlates. *European Child and Adolescent Psychiatry, 24*(5), 565–574.

O'Brien, C. P. (2010). Commentary on Tao et al. (2010). Internet addiction and DSM-V. *Addiction, 105*(3), 565.

Rehbein, F., Kliem, S., Baier, D., Mößle, T., & Petry, N. M. (2015). Prevalence of internet gaming disorder in German adolescents: Diagnostic contribution of the nine DSM-5 criteria in a state-wide representative sample. *Addiction, 110*(5), 842–851.

Rooij, A. J. van, Schoenmakers, T. M., Vermulst, A. A., Eijnden, R. J. J. M. van den, & Mheen, D. van de. (2010). Online video game addiction: Identification of addicted adolescent gamers. *Addiction, 106,* 205–212.

Rothmund, T., Klimmt, C., & Gollwitzer, M. (2016). Low temporal stability of excessive video game use in german adolescents. *Journal of Media Psychology,.* doi:10.1027/1864-1105/a000177.

Rumpf, H. J., Vermulst, A. A., Bischof, A., Kastirke, N., Gürtler, D., Bischof, G., Meerkerk, G. J., John, U., Meyer, C. (2013). Occurence of internet addiction in a general population sample: A latent class analysis. *European Addiction Research, 20,* 159–166.

Schmidt, M. H. (2004). Verlauf von psychischen Störungen bei Kindern und Jugendlichen. *Dt. Ärzteblatt, 10,* 2058–2062.

Soto, C. J., John, O. P., Gosling, S. D., & Potter, J. (2011). Age differences in personality traits from 10 to 65: Big five domains and facets in a large cross-sectional sample. *Journal of Personality and Social Psychology, 100,* 330–348.

Stavropoulos, V., Kuss, D., Griffiths, M., & Motti-Stefanidi, F. (2016). A Longitudinal Study of Adolescent Internet Addiction The Role of Conscientiousness and Classroom Hostility. *Journal of Adolescent Research, 31*(4), 442–473.

Strittmatter, E., Parzer, P., Brunner, R., Fischer, G., Durkee, T., Carli, V., Hoven, C. W., Wasserman, C., Sarchiapone, M., Resch, F. (2015). A 2-year longitudinal study of prospective predictors of pathological internet use in adolescents. *European Child & Adolescent Psychiatry,.* doi:10.1007/s00787-015-0779-0.

Tao, R., Huang, X., Wang, J., Zhang, H., Zhang, Y., & Li, M. (2010). Proposed diagnostic criteria for internet addiction. *Addiction, 105*(3), 556–564.

Winkler, A., Dörsing, B., Rief, W., Shen, Y., & Glombiewski, J. A. (2013). Treatment of internet addiction: A meta-analysis. *Clinical Psychology Review, 33,* 317329.

Wölfling, K., & Müller, K. W. (2009). Computerspielsucht. In D. Batthyány & A. Pritz (Hrsg.), *Rausch ohne Drogen – Substanzungebundene Süchte* (S. 291–307). Wien: Springer.

Wölfling, K., & Müller, K. W. (2010). Computerspiel- und Internetsucht: Klinische Betrachtungen und psychologische Effekte. In Kommission für Jugendmedienschutz der Landesmedienanstalten (Hrsg.), *KJM-Schriftenreihe Band 2: Umstritten und Umworben – Computerspiele – Eine Herausforderung für die Gesellschaft* (S. 158–173). Berlin: Vistas.

Wölfling, K., Müller, K. W., & Duven, E. (2011). Exzessives Computerspielverhalten. In W. Kaminski & M. Lorber (Hrsg.), *Clash of Realities 2010. Computerspiele: Medien und mehr* (S. 217–234). München: Kopaed.

Wölfling, K., Jo, C., Bengesser, I., Beutel, M. E., & Müller, K. W. (2013). *Computerspiel- und Internetsucht – Ein kognitiv-behaviorales Behandlungsmanual.* Stuttgart: Kohlhammer.

Wölfling, K., Beutel, M. E., & Müller, K. W. (2016). OSV-S – Skala zum Onlinesuchtverhalten. In K. Geue, B. Strauß, & E. Brähler (Hrsg.), *Diagnostische Verfahren in der Psychotherapie (Diagnostik für Klinik und Praxis)* (S. 362–366). Göttingen: Hogrefe.

Yen, J. Y., Yen, C. F., Chen, C. C., Chen, S. H., & Ko, C. H. (2007). Family factors of internet addiction and substance use experience in taiwanese adolescents. *CyberPsychology & Behavior, 10*(3), 323329.

Young, K. S. (1998). Internet addiction: The emergence of a new clinical disorder. *Cyber-Psychology & Behavior, 1,* 237244.

Zimmerman, F. J., & Christakis, D. A. (2005). Children's television viewing and cognitive outcomes: A longitudinal analysis of national data. *Archives of Pediatrics & Adolescent Medicine, 159*(7), 619–625.

Lesen Sie hier weiter

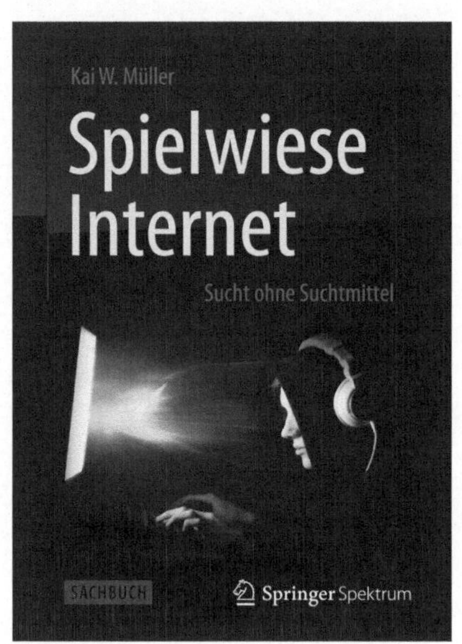

Kai W. Müller

Spielwiese Internet
Sucht ohne Suchtmittel

2013, VI, 187 S., 10 s/w Abb.
Softcover € 19,99
ISBN 978-3-642-38001-3

Änderungen vorbehalten.
Erhältlich im Buchhandel oder beim Verlag.

Einfach portofrei bestellen:
leserservice@springer.com
tel +49 (0)6221 345 - 4301
springer.com

Springer Spektrum